LETTRE

A M. LE CHEVALIER DE KERN.

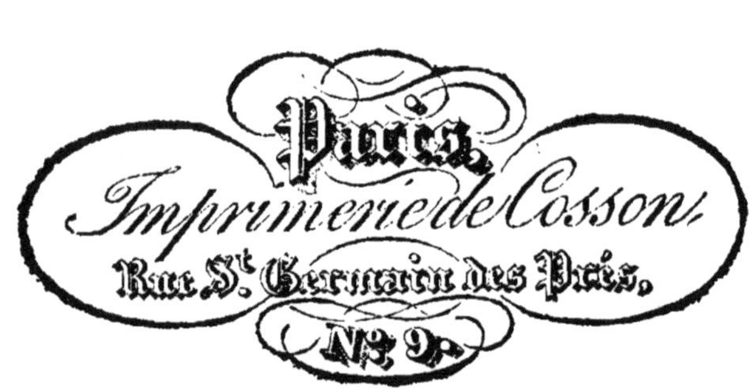
Paris,
Imprimerie de Cosson,
Rue St. Germain des Prés,
No. 9.

LETTRE

A

M. LE CH[er] VINCENT DE KERN,

PREMIER CHIRURGIEN

DE S. M. I. ET. R. L'EMPEREUR D'AUTRICHE,

EN RÉPONSE

A UN ÉCRIT AYANT POUR TITRE :

Réflexions sur la nouvelle Méthode de MM. Civiale et Leroy, pour broyer et extraire les calculs vésicaux;

PAR LE DOCTEUR CIVIALE.

AVEC UNE PLANCHE.

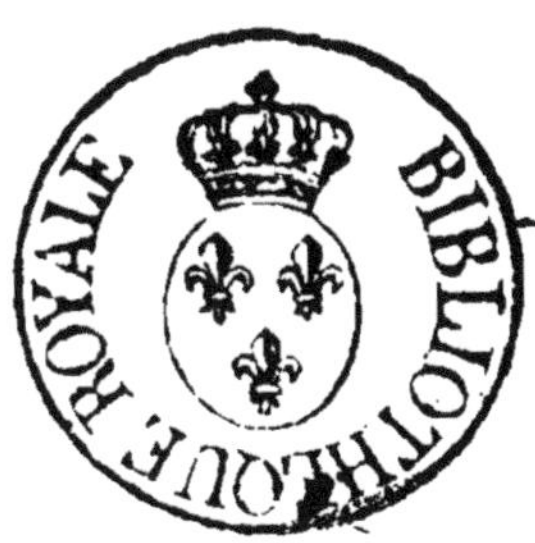

PARIS,

BÉCHET JEUNE, LIBRAIRE,

PLACE DE L'ÉCOLE DE MÉDECINE, N° 4.

1827.

AVANT-PROPOS.

A peine l'importance de la Lithotritie a-t-elle été constatée que divers écrits sur cette méthode ont paru en France et à l'étranger. Dans un Traité publié depuis quelques mois (1), je m'étais borné à tracer l'histoire succincte de la découverte du broiement de la pierre dans la vessie, et à faire connaître dans tous leurs détails l'appareil instrumental, le procédé opératoire et les résultats que j'ai obtenus. En écrivant, je n'avais en vue que d'exposer mes travaux sur cette partie importante de l'art de guérir; mais plusieurs personnes ont cherché à donner une fausse direction à l'opinion publique relativement à la découverte de la Lithotritie : et tout récemment M. le chevalier Vincent de Kern, premier chirurgien de Sa Majesté l'empereur d'Autriche, a cru devoir repousser cette méthode du domaine de la chirurgie. M. de

(1) De la Lithotritie, ou broiement de la pierre dans la vessie.

Kern fait autorité en Allemagne; il m'appartient de démontrer qu'il s'est trompé sur les points les plus essentiels : je saisirai cette occasion pour rétablir la vérité historique en présentant un résumé exact des antécédens de la Lithotritie, de son origine et de son état actuel.

LETTRE

A M. LE CHEVALIER DE KERN.

Monsieur,

J'attache, je l'avoue, une trop grande importance à l'opinion que les savans étrangers peuvent avoir sur la lithotritie, pour ne pas chercher à détruire les préventions qui se sont élevées contre elle. La haute réputation dont vous jouissez en Allemagne m'impose l'obligation de vous présenter quelques observations sur la brochure que vous avez publiée contre cette découverte. Ma situation, sous ce rapport, me permet de vous donner quelques éclaircissemens sur certains faits qui pourront, je l'espère, vous ramener à des idées plus justes, sur une opération trop nouvelle encore pour avoir pu réunir tous les suffrages; en ceci, comme en toutes choses, le temps est un élément nécessaire pour convaincre tous les esprits, et fixer toutes les opinions.

C'est avec étonnement, Monsieur, que j'ai lu

l'aveu que vous faites de ne pas avoir cru à la possibilité du broiement et de l'extraction de la pierre par les voies naturelles : on pourrait au contraire se demander pourquoi l'on n'est pas parvenu plus tôt aux résultats obtenus aujourd'hui ? En effet tous les élémens de la lithotritie étaient connus depuis des siècles.

Un des premiers procédés employés pour la guérison des calculeux, consistait à dilater l'urètre, et à extraire par cette voie les pierres formées et développées dans la vessie. Cette méthode, qu'on doit aux Égyptiens, et à laquelle on a quelquefois recours, ne permettait pas d'ignorer le diamètre et la dilatabilité de l'urètre, prouvés d'ailleurs par la sortie spontanée de calculs qui ont jusqu'à cinq et même six lignes. De plus, il est notoire que, dans le traitement des rétrécissemens de ce canal, on introduit journellement des sondes qui ont de trois à quatre lignes. Or les instrumens qui servent au broiement de la pierre sont en général moins volumineux.

D'un autre côté, la possibilité de l'introduction des sondes droites devait nécessairement faciliter le broiement des calculs. L'emploi de ces sondes est évidemment de temps immémorial. Les Musées où se trouve ce qui nous reste de l'industrie des anciens, contiennent des sondes droites ; le médecin arabe Albucasis en a fait mention, et l'on trouve dans son ouvrage l'ébauche d'un dessin de cet instrument (1).

Quelques siècles plus tard, Joseph Rameau fut conduit à l'usage des sondes droites par l'examen attentif de la structure de l'urètre (2).

Lieutaud, dans son Traité sur la médecine-pratique, et les auteurs du Dictionnaire de médecine et de chirurgie, publié en 1772, non-seulement parlent de ces sondes, mais leur donnent la préférence sur celles qui sont courbes (3).

---

(1) A. Paré voulait que l'on divisât les calculs placés dans l'urètre, même ceux qui étaient près du col de la vessie. L'instrument dont il se servait était droit (*Voy.* pl. fig. 7, 8, 9.) Je parlerai plus loin d'un moine de Cîteaux, qui parvint à se briser lui-même la pierre dans la vessie, au moyen d'un ciseau de statuaire : cet instrument était droit.

(2) *Réflexions anatomiques en forme de lettre*, ou Analyse de la dissertation de Morand sur la taille au haut appareil. Amsterdam, in-12, pag. 6 et 7.

(3) Voici ce que dit Lieutaud (*Précis de médecine pratique, tom.* 1, *pag.* 588.) « On peut toujours éviter cette opération (ponction de la vessie), toujours dangereuse, et souvent infructueuse, parce qu'elle laisse subsister la cause de la maladie, en se servant d'une *sonde droite*, solide ou creuse. Je puis assurer, sur la connaissance que j'ai de ces parties saines ou malades, qu'il n'y a aucun cas, si l'on en excepte la pierre engagée dans le canal, qui puisse empêcher une *sonde droite*, conduite par une main un peu exercée, d'entrer dans la vessie. »

En 1795, le professeur Santerelli, de Rome, publia, à Vienne, un Mémoire sur la simplification du cathétérisme par la substitution de la sonde droite à la sonde ordinaire, et il indiqua même la manière d'effacer la première courbure de l'urètre en abaissant la verge (1).

Plus tard, Lassus, professeur à l'école de médecine de Paris, enseignait dans ses cours une semblable doctrine, qui fut reproduite dans une thèse soutenue en 1810, à cette même école, par le docteur Montagut (2).

En 1813, le docteur bavarois Gruithuisen dit, dans un article de la Gazette de Saltzbourg, que l'on avait pratiqué le cathétérisme au moyen des sondes droites, et prouva par de nouveaux faits que cette opération était facile.

---

(1) I cateteri dritti sono conosciuti in Italia da 30 anni. il Sig. Santerelli prof. di ostetricia nell' arcispedale di S. Spirito di Roma, in una sua memoria intitolata *Ricerche per facilitare il cateterismo* pubblicata in Vienna nel 1795, dove trovavasi di passaggio, si è ingegnato a mostrare i vantaggi che i cateteri retti hanno sugli ordinarii, facendo vedere in due bellissime tavole non avere il canale dell' uretra alcuna curvatura fino alla prostata, e non stare che nelle mani del chirurgo lo far scomparire quella del disotto l'arcata del pube, abbassando il pene. (Extrait de *l'Osservatore medico* de Naples, décembre 1825, pag. 187.)

(2) Propositions sur quelques maladies des voies urinaires et sur le cathétérisme.

Depuis 1817, je me suis presque toujours servi de ces instrumens.

En 1822, le docteur Amussat s'est attaché à démontrer la possibilité de l'emploi de ces sondes, dont il me paraît avoir exagéré les avantages (1).

Un autre élément de la lithotritie se trouve dans l'emploi des pinces à gaîne, à deux, à trois ou à quatre branches, qui avaient été proposées depuis bien long-temps pour l'extraction des calculs vésicaux par les voies naturelles. Déjà, vers

---

(1) M. Amussat ignorait sans doute les antécédens que je viens d'indiquer, lorsqu'il annonça comme une invention toute récente, le cathétérisme avec les sondes droites. Les prétentions que cet anatomiste avait élevées, relativement à la découverte de la lithotritie, tombent d'elles-mêmes, puisqu'elles ne sont fondées que sur l'annonce de ce qui était connu depuis long-temps, et sur un instrument qu'il avait inventé pour broyer la pierre, mais qui est tellement imparfait, qu'on n'a pas dû songer à en faire l'essai. (*Voy*. pl. fig. 37.) Au reste, M. Amussat n'a parlé de la possibilité du brisement des calculs que quatre ans après que j'eus fait connaître mon premier travail sur ce sujet. Les recherches de cet anatomiste sur la structure de l'urètre n'ont contribué en rien au succès de la lithotritie; elles n'ont été publiées qu'en 1824 (*Archives générales de médecine*, janvier 1824); or à cette époque, ma méthode avait atteint le degré de perfection que lui reconnut l'Académie royale des Sciences. (*Voyez* le rapport qui fut fait le 22 mars 1824, par MM. Chaussier et Percy.)

la fin du seizième siècle, Fabrice de Hilden (1), Germanus (2), Sanctorius (3), se servirent, pour

---

(1) Præter prædictam terebram Parei et tenaculam, adhuc duo alia instrumenta, ad extrahendum calculum e virgâ in musæo meo habeo : quorum primum ex officinâ chirurgicâ clarissimi viri Dn. D. Joh. Andr. a Cruce in latinâ editione pag. 51, in italicâ verò, pag. 33, depictum, etab ipso ASTA appellatum, ex parte mutuatus sum, ex parte, inquam, non nulla enim in ipso mutavi et correxi, uti lector ex delineatione et descriptione videre poterit. (*Voy.* pl. fig. 10, 11 12, 13 et 14) Author eo quidem utitur ad extrahendos globulos plumbeos ex vulneribus sclopetorum, ego vero illud ita adaptavi, ut etiam ad extrahendos lapillos è virgâ quàm aptissimum sit, modo sint extra perinæum balanum versus : qui enim perinæo inclusi sunt lapilli, instrumentum incurvatum requirunt. (*Voy.* pl. fig. 15 et 16.) *De Lithotomiâ vesicæ*, pag. 754.

(2) Severinus après avoir indiqué les divers moyens employés par les auteurs pour extraire les calculs, termine ainsi :

Aliud mihi instrumentum extractorium proposuit Joannes Germanus, chirurgus et iatrochymicus sæpius à me licet non satis laudatus, fistulare illud cum ternis in extremo prehensoriis quasi digitalis internè dentatis et modicè simis, recurvisque, qui dùm inseritur fistula in cavum penem contracti manserit; postquàm intrusus calculi locum attigit, claviculo, qui per cochleam in imo torquetur, dehiscunt et corpusculum alienum apprehendentes rursus coarctantur, rotato cochleari scapo sic, ut revertentes organum extractum calculus sequatur. (Severinus, 1646 *de efficaci Medicinâ*, cap. cxxxv, pars II, de sectionibus, pag. 131.)

«(3) Quod si calculus rupta aliqua ex papillis, et per ure-

retirer les calculs de l'urètre, et même de la vessie, de pinces à trois branches, qui paraissent avoir été inventées par Al. Ferri ou par André de la Croix, pour l'extraction des balles. Ces pinces ont été reproduites de différentes manières, et souvent présentées comme des instrumens nouveaux. C'est sur ce modèle qu'ont été faits les tire-balles de Tomassin (1) et de Gorcy, et la pince à gaîne de Hales, qu'on attribue à tort à Hunter, et dont l'usage est trop connu pour que j'en parle ici.

---

teres ad vesicam dejectus, spacio hebdomadæ circiter cum urinâ non rejiciatur extrahendus est, ne per moram magnus evadat : quod ut fieret, excogitavimus syringam (*voy.* pl. fig. 17, 18 et 19) quæ in vesicam immittenda est, quandò lotio est referta : (longitudo syringæ in viro est unius spithaminis cum dimidiâ) : eâ immissâ tunc instrumentum, quod unit tres cuspides (dùm est in syringâ) aliquanto plus impellitur, ut tricuspides separentur et dilatentur : deinceps extrahitur instrumentum ; quo peracto statim ab urinâ lapillus cum impetu ad sinum syringæ ubi est O ferri solet ; qui inclusus inter illas tricuspides statim extrahitur per syringam ; si vero accideret quod urinæ impetus non feret lapillum ad tricipitis sinum, tunc cum symphone per vim vacui attrahitur : in feminâ promptius, quia breviori syringâ eadem fieri possunt. » (Sanctorius, *Commentaria in primam fen. primi libri canon Avicennæ*. Venet, 1760 pag. 421.)

(1) *Observations iatrochirurgiques* de Covillard, 2ᵉ édition, 1791.

Ces diverses pinces étaient droites. Adoptant l'idée généralement reçue, que l'urètre ne pouvait admettre que des instrumens courbes, Dn. Daniel Episcope (1), Eldgerton (2), A. Cooper (3) ont cru devoir leur donner une courbure.

Lorsque la disproportion entre le diamètre de l'urètre et le volume du calcul ne permettait pas de l'extraire après l'avoir saisi avec une pince, l'idée de le diviser, de le broyer, devait naturellement se présenter à l'esprit du chirurgien; c'est ce qui a été fait depuis des siècles, soit que les instrumens aient été introduits par l'urètre, soit qu'on ait pénétré dans la vessie par une voie artificielle; il me suffira de citer le passage suivant, extrait du rapport de MM. Chaussier et Percy (4) : « Parmi ces opérateurs *circonforains* (dont parle Hippocrate) se trouva un » certain Ammon d'Alexandrie, qui n'ayant pu, » en plusieurs occurrences, extraire la pierre, à » cause de la trop petite voie qu'on lui ouvrait en

---

(1) Fabrice de Hilden, ouvrage cité, pag. 755. (*Voy.* pl. fig. 15 et 16.)

(2) En 1819, le docteur Eldgerton fit connaître, par la voie de l'*Edinburg medical Journal*, qu'il croyait à la possibilité du broiement de la pierre dans la vessie. Il proposa un instrument courbe à trois branches réunies par des charnières, mais dont l'emploi me paraît impossible.

(3) *Voy.* pl. fig. 20.

(4) Rapport cité, pag. 2 et 3.

»ce temps au col de la vessie, osa la morceler »avec une espèce de ciseau de statuaire, ce qui »le fit appeler *lithotomos*, briseur de pierres, »nom que portèrent après lui tous ceux qui se »mêlèrent de l'opération, que, plus impropre»ment sans doute, on appela la taille.» Depuis cette époque, la plupart des Cystotomistes se sont trouvés dans la nécessité de briser quelquefois la pierre pour en faire l'extraction.

Albucasis paraît avoir, le premier, pratiqué la perforation des calculs dans l'urètre (1).

«(1) Quod si calculus parvus sit, positusque sit in meatu fistulæ urinariæ, in eoque figatur, prohibeatque urinam ab exitu, equidem curato illum illis quæ præscripsimus, antequàm ad sectionem perveneris; sæpissimè enim ea sufficit curatio, absque sectione. Hoc etiam aliquandò expertus sum, nimirùm ut sumatur perforatorium ex chalybe præstanti damasceno; sit ad hanc formam; (cette figure manque; on sait que les auteurs arabes ont donné des dessins incorrects, et souvent ces dessins sont seulement indiqués dans le texte) triangulare sit, ad extremitatem acutum, in ligno infixum. Dein sumas filum, et cum illo ligato virgam subter calculum, ne fortè in vesicam calculus revertat. Deindè intromittas ferrum perforans (terebram) cum lenitate in penis foramen donec ferrum perforans ad ipsum calculum pervenerit; et terebram cum manu tuâ revolve in ipsam calculum paulatim, paulatim, et tu conator perforationem ejus, donec illum calculum penetraveris per alterum latus. Equidem urina illico liberata erit. Deinde cum manu tuâ constringe reliquias cal-

Plus tard, Franco (1), Ambroise Paré (2) (voy. pl. fig. 7, 8, 9), ont conseillé et employé avec succès cette pratique, à laquelle eut aussi recours Fischer qui, d'après Haller (3), perfora et brisa ensuite un calcul assez volumineux engagé dans l'urètre. C'est pour éviter les lésions que pouvaient produire dans ce canal les différens perforateurs employés, que Germanus imagina d'isoler le calcul au moyen d'une pince.

---

culi, ab exteriori parte virgæ, illæ etenim perforatæ sunt, et cum urinâ educentur : et sanatus erit æger, si voluerit Deus excelsus.» (Albucasis, lib. II, cap. LX, pag. 287, Oxonii, 1778.)

(1) *Traité très-ample des hernies*, 1561, pag. 147 et suiv. L'auteur donne la description et le dessin d'un instrument qu'il nomme *vésical à quatre*, faute d'un nom plus convenable, et au moyen duquel on peut embrasser une pierre grosse comme un œuf. Il avait été inventé par un des parens de Franco. (*Voy*. pl. fig. 21.)

(2) Œuvres.

(3) *Disputationes chirurgicœ*, tom. IV, pag. 71 et suiv. Cette observation fait connaître combien il est difficile de faire les opérations, même les plus simples, lorsqu'on n'a pas les instrumens nécessaires, et lorsque ces opérations sont nouvelles ou peu usitées. Fischer chercha à prévenir les lésions qui pourraient résulter de la pression exercée sur l'urètre pour écraser le calcul. Après l'avoir perforé, il introduisit dans le trou une espèce de forceps de la grosseur du perforateur, et parvint à diviser le calcul en quatre fragmens, qui furent ensuite expulsés presque sans douleur.

Mais on ne s'est pas borné à attaquer par des procédés mécaniques les calculs qui se trouvent dans l'urètre. Le contemporain d'Albucasis, Alsaharavius, voulait qu'au moyen d'un instrument approprié, l'on brisât les calculs dans la vessie, lorsqu'ils étaient petits et friables (1).

Sanctorius, dont j'ai parlé, et qui avait proposé d'extraire les petits calculs de la vessie au moyen d'une pince à trois branches, voulait aussi que l'on perforât la pierre avec un stylet, lorsque son volume ne permettait pas de l'extraire entière (2).

Enfin, « on a dit qu'un moine de Citeaux, affecté d'une pierre, dont Hoin père, habile chirurgien de Dijon, avait été sur le point de l'opérer, avait imaginé d'introduire dans la vessie une sonde creuse et flexible dans laquelle il faisait glisser une longue tige d'acier, *droite*, de

---

(1) Accipiatur instrumentum subtile quod nominât *mashaba rebilia* et suaviter intromittatur in virgâ et volve lapidem in medio vesicæ, et si fuerit mollis frangitur et exibit, si vero non exiverit cum iis quæ diximus oportet incidi ut in chirurgiâ determinatur *,

* *Liber theoricæ necnon practicæ*, in-4°, f. xciii. 1519.

(2) Catheterem delineat trifidum : per eum in grandiorem calculum specillum sagittatum immitit, eo ut putat, calculum dividit, ut fragmenta inter specilli crura cadant, et possint extrahi. (*Voy.* pl. fig. 17, 18, 19) Haller, *Bibliotheca chirug.*, t. I, page 313.

forme ronde, et terminée inférieurement par un petit biseau qu'il poussait jusqu'au calcul ; qu'alors avec un marteau d'acier il frappait à petits coups secs et brusques sur le bout extérieur de la tige, ce qui ne manquait guère de détacher quelques parcelles, quelques éclats, que les urines entraînaient au-dehors, et dont il avait, en moins d'un an, rempli une petite boîte qu'il montrait volontiers aux curieux. »

« Un autre fait, assez analogue, mais plus récent et plus connu, c'est celui que le docteur Scott de Bombay a publié, il y a quelques années, dans le journal dit de l'Institution royale, dont le professeur Monro d'Edimbourg n'oublie pas de citer, dans ses leçons, les principales circonstances, et qu'on a pu lire, il y a quelques années, dans la Bibliothéque britannique rédigée par M. Pictet. Il s'agit d'un colonel anglais, nommé Martin (1), employé dans l'Inde, et résidant à Leschnow, lequel, ayant la pierre, dont il souffrait presque sans relâche, s'avisa de l'expédient suivant : il construisit un gros stylet d'acier, courbé en forme de mandrin, sur la convexité duquel il avait pratiqué une lime bien trempée et qu'il faisait parvenir, à la faveur d'une sonde creuse élastique, dans la vessie, où, à force de le faire passer et repasser sur la

(1) Le colonel Martin était originaire de Lyon, où il a fondé un établissement de bienfaisance.

pierre, il avait fini par l'user et la réduire en poudre; c'est du moins ce qu'on a dit dans les papiers publics, et ce qu'on a assuré à M. Monro, en la possession de qui se trouve actuellement l'instrument même de M. Martin, dont il existe un dessin à la suite de l'histoire chimique des calculs par M. Marcet; ouvrage anglais que vient de traduire dans notre langue M. Riffault (1). »

Tel est l'aperçu historique des faits relatifs à cette partie de l'art de guérir, et qui étoient connus avant les travaux du docteur Gruithuisen, auquel vous attribuez, Monsieur, l'idée première de la lithotritie. Voyons donc en quoi ce savant a pu changer l'état de la science (2).

Ce n'est pas par l'emploi des sondes droites: on s'en est servi de temps immémorial, et M. Gruithuisen avoue que ce fait ne lui étoit pas inconnu.

Ce n'est pas en prouvant la possibilité d'introduire de grosses sondes dans l'urètre : la con-

---

(1) Percy, rapport déjà cité.

(2) Je m'empresse d'exprimer ici mon opinion à l'égard des talens et du caractère de M. Gruithuisen ; personne plus que moi n'éprouve les sentimens d'estime que ce savant mérite à si juste titre. Je suis très-éloigné de vouloir déprécier ses travaux, mais quelques-uns de mes compatriotes, dans des vues personnelles, s'étant servi de son nom pour induire le public en erreur sur la découverte de la lithotritie, j'ai été dans la nécessité de faire connaître que leurs allégations étaient mal fondées.

naissance de ce fait date aussi de bien loin; M. Gruithuisen nous dit qu'il ne l'ignorait pas, il entre même dans des détails à cet égard qui prouvent qu'il n'a fait que marcher sur les traces de ses devanciers. Depuis l'introduction de la syphilis en Europe, on n'a eu que trop fréquemment occasion de constater cette dilatabilité. Dans le traitement des rétrécissemens de ce canal on emploie tous les jours des sondes qui ont de trois à quatre lignes.

Ce n'est point encore par l'originalité de l'idée de broyer les calculs urinaires au moyen de procédés mécaniques : on pourrait avec plus de fondement revendiquer cet honneur pour Ammon et beaucoup d'autres cystotomistes, Albucasis, Alsaharavius, Franco, Sanctorius, Paré, Fischer, le moine de Citeaux, le colonel Martin, si des faits semblables à ceux qui se rattachent à ces noms pouvaient caractériser une découverte.

Serait-ce enfin par les moyens d'exécution que M. Gruithuisen a proposés? Ceux qui se sont occupés sérieusement de cette partie de la science, n'ont qu'à jeter un coup d'œil sur les dessins que ce médecin a joints au Mémoire qu'il a publié dans la Gazette de Saltzbourg, pour reconnaître combien l'espérance de broyer la pierre avec un tel instrument étoit illusoire. Pour que cette opération puisse être faite, il faut d'abord saisir la pierre dans la vessie et l'y fixer assez solidement pour que le chirurgien n'ait pas à craindre de voir le calcul s'échapper pendant le broiement. Voyons jusqu'à quel point M. Gruithuisen a rempli cette condition indispensable de la lithotritie.

Marini avoit proposé, il y a environ un siècle, pour l'extraction des calculs engagés dans l'urètre, de faire passer derrière le corps étranger une anse de fil métallique, à l'imitation de ce que l'on fait pour retirer un bouchon de l'intérieur d'une bouteille. M. le professeur Boyer a employé plus tard cette méthode avec succès. Ce que Marini avoit imaginé pour l'extraction des corps étrangers dans l'urêtre, le docteur Gruithuisen a cru qu'on pouvoit l'appliquer aux calculs vésicaux (*Voyez* pl., fig. 26); mais il n'avoit pas réfléchi que la mobilité de ces derniers étoit un obstacle presque insurmontable à l'emploi du moyen qu'il proposait : ajoutez à cela que dans la vessie il est impossible de faire entrer, à l'aide du doigt, le calcul dans l'anse de fil, comme on le fait dans l'urètre ; mais en admettant même que l'on puisse saisir une pierre dans la vessie par un semblable moyen, il est évident qu'elle ne sauroit être fixée autant qu'elle doit l'être pour supporter l'action du perforateur. On connaît l'importance qu'il y a de préserver les parois de la vessie de toute lésion qui pourrait résulter de l'emploi de cet instrument. Comment M. Gruithuisen a-t-il pu croire que son anse de fil garantirait ce viscère contre l'action du trépan ou du fer de lance qu'il proposait pour attaquer le calcul?

M. Gruithuisen, après avoir parlé des moyens de saisir, fixer, et perforer la pierre, et que je viens de caractériser, indique, pour écraser les fragmens, une espèce de crochet (*Voyez* pl., fig. 29) dont l'emploi est absolument impossible. Les dessins des instrumens qu'avait projetés M. Gruithuisen, et que je joins à cette lettre (*Voyez* la planche et l'explication), mettront à même de porter un jugement sur ce que je viens de dire. Le docteur bavarois semble avoir été convaincu lui-même de l'inutilité de son projet, puisqu'il ne lui a pas donné de suite. Ainsi non-seulement le docteur Gruithuisen n'est pas, comme on l'a dit, l'auteur de la lithotritie; il n'a pas même reproduit dans son Mémoire tous les faits déjà connus ni les déductions qu'on pouvait en tirer, et qui auraient pu mettre sur la voie de créer une méthode sûre pour obtenir le broiement et l'extraction des calculs vésicaux par les voies naturelles. Pour se convaincre de cette vérité, il suffit de rassembler les différens moyens d'exécution que l'on avait déjà proposés, et de les comparer avec le projet inexécutable de M. Gruithuisen. On voit, et l'expérience l'a prouvé, que les tire-balles d'André de la Croix d'Alphonse Ferri, que les pinces de Fabrice de Hilden, de Germanus, de Sanctorius et autres, pouvaient plutôt mettre sur la véritable voie pour l'invention d'un instrument propre à saisir et à fixer la pierre, que l'anse de fil proposé par Marini, et reproduite par M. Gruithuisen. Le ciseau du moine de Citeaux et la tarière de Paré, de Franco, pour perforer la pierre, sont au moins aussi avantageux que le trépan et surtout le fer de lance que conseille le docteur bavarois, et qui avait d'ailleurs été employé par Albucasis plusieurs siècles auparavant.

Cette courte récapitulation des principaux faits qui se rattachent à l'histoire de la lithotritie, établit d'une manière incontestable que le docteur Gruithuisen n'en est pas l'inventeur, et que cette méthode, telle qu'elle existe en France, n'est pas, comme vous semblez le croire, l'exploitation d'un article de la Gazette de Saltzbourg (1).

---

(1) Le Mémoire de M. Gruithuisen que l'on a mis en avant depuis quelque temps, contient non-seulement le projet impraticable dont j'ai parlé, mais aussi des assertions qui paraîtront au moins singulières. On y lit, qu'avec une sonde droite, on peut déterminer, *géométriquement*, le volume de la pierre. Le docteur bavarois a pu croire à la possibilité d'un semblable résultat, mais certainement il ne l'a jamais obtenu.

M. Gruithuisen dit qu'une dilatation de l'urêtre de 6 à 8 *lignes* lui *suffirait* pour l'emploi de ses instrumens; or on sait qu'une telle dilatation ne saurait avoir lieu.

Pour obtenir la destruction des calculs vésicaux, M. Gruithuisen propose, aussi comme un moyen puissant, de faire sur la pierre au moyen de la sonde à double courant

Si je me suis un peu étendu sur ce point, Monsieur, j'y ai été engagé par la nécessité de vous présenter les faits sous leur véritable jour, d'autant plus que les assertions de quelques chirurgiens français qui se sont tout récemment occupés de la lithotritie, ont pu vous induire en erreur.

Par un sentiment bien légitime les peuples n'ont laissé échapper aucune occasion de constater leurs droits aux découvertes et aux perfectionnemens dans les sciences et les arts; cependant il se trouve aujourd'hui en France des hommes qui, peu jaloux de l'honneur de leur patrie, ont cherché à fixer l'attention publique sur le docteur Gruithuisen, afin de déprécier les travaux d'un de leurs compatriotes, et par ce moyen indirect, essayer d'acquérir pour eux-mêmes une réputation éphémère. Leurs efforts multipliés et toujours croissans pour *dénationaliser* la lithotritie et pour donner le change

---

de Hales, qu'il a modifiée, (*Voyez fig.* 22.) des affusions d'un liquide dissolvant qu'il veut faire tomber du second étage de l'habitation du malade.

Il n'a pas oublié le galvanisme, et cet agent aurait dû le dispenser de se livrer à des méditations sur les autres moyens qu'il a proposés, puisqu'il dit qu'on peut faire *fondre comme du beurre* les pierres les plus dures à l'aide d'une batterie de six cents à mille couples.

sur l'origine de cette découverte, m'ont imposé le devoir de rétablir la vérité historique (1).

Il y aurait cependant de l'injustice à ne pas convenir que le docteur bavarois a, comme plusieurs de ses prédécesseurs, le mérite d'avoir entrevu la possibilité de broyer la pierre dans la vessie. On lui doit même l'idée de l'emploi de l'archet pour faire mouvoir le perforateur.

Il est inutile d'entrer dans plus de détails pour

---

(1) Le passage suivant fera juger de la bonne foi ou si l'on veut des connaissances médicales de ceux qui soutiennent que la lithotritie n'est pas une découverte française, et des moyens qu'ils emploient pour le prouver; il est extrait des *Archives de Médecine*, mars 1826. « Ce n'est pas de pouvoir introduire une sonde droite dans cet *organe* (la vessie) qui rend possible cette opération; c'est d'introduire une *sonde droite d'un gros calibre*. Or, c'est celui qui a *trouvé la possibilité de cette introduction*, en opérant avec une grosse algalie droite (quatre lignes), auquel on doit seul rapporter le fait du brisement de la pierre dans la vessie; et celui-là, c'est Gruithuisen. » La possibilité de l'introduction de la sonde droite une fois admise, quelle difficulté peut-on trouver à introduire une grosse sonde droite plutôt qu'une grosse sonde courbe? Si l'auteur de l'article avait pris la peine d'examiner les collections d'instrumens de chirurgie, d'entrer dans un hôpital où l'on traite les rétrécissemens de l'urètre, ou même, s'il avait seulement consulté ses livres élémentaires, il aurait vu combien son erreur est étrange. Je l'ai prouvé, en parlant de l'état de la science, sous ce rapport, avant M. Gruithuisen.

démontrer que tous les élémens de la lithotritie étaient connus depuis long-temps. Cependant on n'était pas encore parvenu à créer un appareil instrumental, moins encore à imaginer un procédé rationnel pour accomplir le broiement de la pierre; il y a plus, le petit nombre de ceux qui se sont occupés de ce projet n'ont pas tardé à l'abandonner. Jusqu'en 1824, cette idée a été généralement traitée de chimère.

Je vais maintenant, Monsieur, vous indiquer les faits et les recherches qui ont donné naissance à la lithotritie en France.

Cette découverte a cela de commun avec la plupart de celles qui ont le plus d'importance, qu'elle n'a pas été faite, si je puis me servir de ce terme, d'un seul jet. J'avais suivi avec ardeur une idée première; tout en rencontrant des obstacles, des faits nouveaux se sont présentés, j'ai été assez heureux pour en apercevoir les conséquences, et j'ai été à même ensuite de porter cette partie de l'art de guérir au point où elle se trouve à présent.

En 1817, je croyais encore à la possibilité d'attaquer avec succès les calculs vésicaux au moyen des dissolvans (1).

C'est en réfléchissant aux tentatives de mes

(1) On cherche aujourd'hui à faire revivre ces espérances, on va jusqu'à annoncer des succès, mais on n'a point encore constaté de guérisons.

devanciers dans cette carrière, que je crus pendant quelque temps avoir trouvé les causes qui les avaient rendues infructueuses. Pour réussir, il fallait pouvoir s'assurer de la nature de la pierre renfermée dans la vessie ; les nombreux travaux des chimistes n'avaient fourni que des données bien incertaines.

Je crus parvenir à ce but en perforant le calcul au moyen d'un instrument que j'avais imaginé, et par l'analyse du détritus provenant de cette opération : des essais multipliés sur le cadavre confirmèrent mes espérances ; mais il existait un autre élément de succès qui devait naturellement devenir le sujet de mes recherches : il fallait pouvoir isoler le calcul dans la vessie, et trouver un moyen de le mettre au contact avec le dissolvant, sans que le tissu de ce viscère pût être attaqué. Pour y parvenir, j'imaginai un instrument à poche que je pouvais introduire dans la vessie, afin de saisir la pierre et de l'envelopper ; mais je ne tardai pas à m'apercevoir que les seules substances dont je pusse me servir pour former la poche ne résistaient pas longtemps à l'action des agens chimiques ; je m'assurai, en outre, que non-seulement cette opération serait d'une longueur insupportable pour le malade, mais qu'elle était loin d'être sans danger. Je m'aperçus enfin qu'il fallait quitter jusqu'à un certain point la route que j'avais suivie, et je fixai toute mon attention sur le parti que l'on pouvait tirer de la possibilité de perforer la pierre dans la vessie.

Je fus conduit par les essais que j'avais déjà faits, et par des travaux ultérieurs, à la conviction qu'on pouvait broyer les calculs vésicaux. Je fis à mes premiers instrumens de grandes modifications, et après une longue série d'expériences, je pus affirmer que j'avais découvert une méthode qui, dans la grande majorité des cas, devait remplacer l'opération de la taille. Dans mon ouvrage sur la lithotritie, j'ai fait connaître la progression des changemens qu'a éprouvés mon appareil opératoire, et j'en ai précisé les époques. On y verra que le premier instrument à branches articulées (1) fut exécuté en 1819, par M. Faizan; que plus tard je lui substituai la pince à branches élastiques, dont j'avais donné le dessin en 1818; qu'en 1820 et 1821 j'en avais fait avec succès des applications nombreuses sur le cadavre et les animaux vivans, et que, dans les deux années suivantes, j'imaginai différentes modifications qui avaient pour but d'abréger la durée de l'opération et d'en faciliter le succès.

Ces travaux étaient entièrement terminés en 1823, et j'en présentai en janvier 1824, le ré-

(1) Cet instrument avait quelque ressemblance avec le quadruple vésical de Franco.

sumé à l'Académie royale des Sciences : les commissaires, MM. Chaussier et Percy, qui avaient été nommés par la Faculté de Médecine en 1818, le furent aussi par l'Académie des Sciences en 1824. Cette commission fit son rapport le 22 mars de la même année.

L'opinion émise par ces deux savans, quoique les faits relatifs à la lithotritie fussent alors peu nombreux, présente, Monsieur, un singulier contraste, avec celle que vous avez consignée dans votre brochure. Ces membres de l'Académie des Sciences, ont dit, dans leur rapport : « Que la nouvelle méthode proposée par M. le » docteur Civiale était glorieuse pour la chirur- » gie française, honorable pour son auteur, et » consolante pour l'humanité. » Vous avez, Monsieur, prononcé un jugement bien différent : vous vous êtes cru, dites-vous, pour l'honneur de l'art et de vos confrères et dans l'intérêt de l'humanité, obligé de prendre la plume afin de repousser cette innovation chirurgicale, et de vous constituer l'apologiste de la cystotomie.

Je vous l'avoue, Monsieur, en voyant la lithotritie ainsi frappée d'anathème, c'est avec une curiosité inquiète que j'ai cherché, dans votre brochure, les faits qui pouvaient motiver cette proscription. Permettez-moi donc d'imiter votre franchise, et d'examiner, comme vous l'avez fait, pour l'honneur de l'art et de mes confrères et dans l'intérêt de l'humanité, les raisons sur lesquelles vous fondez la condamnation de cette découverte.

La chirurgie se rapproche de plus en plus tous les jours des sciences exactes ; ses préceptes ne se déduisent plus de *suppositions* et d'hypothèses sur lesquelles reposent de vagues théories. On veut, maintenant ne prononcer que sur des faits nombreux et bien constatés ; c'est la marche que le premier corps savant de l'Europe a cru devoir suivre en examinant la question qui fait le sujet de votre brochure.

La route que vous avez suivie n'est pas la même, vous partez de quelques *suppositions* que vous avez la générosité de faire, pour argumenter ensuite sur le fond de la question : *supposons*, dites-vous, *admettons même que l'on puisse dilater l'urètre, se servir d'instrumens droits, saisir la pierre, la fixer, la réduire en poudre...* En lisant ces concessions, je vous avoue que mon étonnement a été profond ; je n'ai pu concevoir comment des opérations qui avaient été faites en présence des premiers chirurgiens de la France, de tant de savans étrangers, et dont la relation se trouve consignée dans des ouvrages et des journaux scientifiques, pouvaient être ignorées de vous ou méconnues avec tant d'assurance.

Il était inutile de s'arrêter devant la possibilité de dilater l'urètre ; cette dilatation n'est pas nécessaire. Tous les anatomistes savent que, dans l'état naturel, le diamètre de ce canal est de trois à quatre lignes. Les instrumens dont je me sers ordinairement ont moins de trois lignes. Si cette dilatation était utile, l'ancienne pratique des Egyptiens et la sortie spontanée de gros calculs par l'urètre, dont j'ai déjà parlé, prouvent qu'on pourrait l'obtenir sans danger, et même sans inconvénient.

Lorsque le canal est rétréci, il suffit de le dilater par les moyens généralement employés ; le traitement des coarctations sert alors de préparation à l'application de la lithotritie.

Quant à la possibilité d'introduire dans la vessie des instrumens droits, ce problème est résolu depuis long-temps, et cette opération ne présente même aucune espèce de difficultés.

Mais il est un autre inconvénient très-grave, selon vous, et tout-à-fait nul dans la réalité : vous vous alarmez sur les vives douleurs qui vous paraissent devoir accompagner l'emploi de la lithotritie, et cette fois, laissant là les *suppositions*, vous affirmez que, sans soutenir une proposition ridicule, on ne peut s'empêcher de reconnaître avec vous que les malades ne pourront supporter les souffrances atroces qui accompagnent cette opération.

S'adresser des questions, et y répondre par des assertions contraires à l'expérience, vous conviendrez, Monsieur, que cela est peu conforme à la logique ; votre objection prouve seulement combien il est téméraire de porter un jugement absolu sur une nouvelle méthode, sans en avoir fait ou au moins vu faire de fréquentes applications. Si, avant de vous constituer arbitre, vous aviez pris vous-même connaissance des faits qui se passent journellement à Paris, vous auriez vu que dans un grand nombre de cas, les douleurs ont été si peu vives, que les malades que j'opérais chez moi retournaient à pied chez eux immédiatement après.

Les observations que vous faites relativement à la lithotritie sont apparemment établies sur ce que vous avez observé dans l'opération de la taille; mais ces deux opérations sont d'une nature tout opposée. Permettez-moi de vous faire remarquer leurs différences les plus saillantes. Je commencerai par les préliminaires de l'une et de l'autre.

Les apprêts de la cystotomie sont effrayans, et produisent des angoisses morales qui ont quelquefois causé les accidens les plus graves; le malade se voit, ainsi que le dit Deschamps, garrotté comme un criminel et assujetti dans une position pénible par plusieurs aides; quelque soin que l'on prenne de soustraire à sa vue l'appareil instrumental, il n'ignore pas qu'on va lui faire une plaie profonde et qui n'est que trop souvent dangereuse; tout lui annonce qu'il va subir une des opérations les plus terribles de la chirurgie.

Les préparatifs de la lithotritie n'ont rien de semblable ; le malade est rassuré par la vue de l'instrument, et par la certitude qu'aucune incision ne sera faite et que l'opération ne l'exposera à aucun danger. L'introduction de quelques sondes flexibles lui fait connaître d'avance que l'on introduira sans peine l'instrument dans la vessie, et que pendant l'opération il éprouvera plus de gêne que de douleur. Il sait aussi qu'il ne sera ni attaché ni tenu par des aides ; que sa position ne sera point pénible, et qu'il pourra faire ajourner l'opération s'il se trouve fatigué.

Voyons ce qui se passe dans ces deux opérations, quand on cherche à pénétrer jusqu'au corps étranger.

Dans la cystotomie, il faut toujours se frayer une route artificielle, au moyen d'une incision large et profonde. Quelque procédé que l'on emploie, avec quelque habileté que l'on agisse, ce temps de l'opération est bien long pour le malade en proie aux plus vives douleurs, et l'on est souvent exposé à intéresser des parties dont la lésion peut compromettre la vie.

Dans l'application de la lithotritie, on arrive au calcul par les voies naturelles ; il n'en résulte que peu de douleur et aucun danger; lorsque l'urètre est rétréci, on le dilate avant de commencer l'opération.

La différence entre ces deux opérations est

encore plus grande, quand il s'agit de rechercher la pierre, et de l'extraire ou de la broyer.

D'après le grand nombre d'opérations de taille que vous avez faites, vous savez mieux que personne qu'il est impossible de dilater une plaie toute récente, d'y introduire successivement le doigt, le gorgeret, le bouton, les tenettes, des canules, etc., sans occasioner les souffrances les plus vives. Vous savez aussi, et vous le dites dans votre brochure, combien on éprouve souvent de difficultés à trouver et à saisir la pierre lorsque la vessie est vide, et que ses parois sont appliquées sur le corps étranger. Les mouvemens involontaires que fait le malade, la pression des viscères abdominaux sur la vessie, et les douleurs que produit, pendant la recherche de la pierre, le frottement des tenettes, prolongent cette partie de l'opération ; mais quelles que soient ces angoisses, ces difficultés et les désordres qu'elles produisent, ceux-ci n'ont rien de comparable aux accidens qui résultent de l'extraction de la pierre, lorsque son volume n'est pas en rapport avec la grandeur de l'ouverture pratiquée, et quand la vessie contient plusieurs calculs.

Dans l'application de la nouvelle méthode, le malade se trouvant dans des conditions différentes, est bien loin d'éprouver les mêmes douleurs, et le praticien ne rencontre pas les mêmes difficultés. Le malade est placé sur son lit, de manière que les viscères abdominaux ne pèsent pas sur la vessie, et que la pierre, par son propre poids, se trouve à la partie postérieure de ce viscère, dont on a soin de maintenir les parois écartées au moyen d'une injection, ou de l'urine que le malade a retenue depuis quelque temps. On introduit sans peine, par les voies naturelles, l'instrument que l'on doit employer, et dont la grosseur est toujours proportionnée au diamètre du canal; on sent et on saisit le calcul avec facilité et sans occasioner de vives souffrances, bien que ce soit cependant la partie la plus douloureuse de l'opération : en effet, la pince est ouverte au milieu du liquide, et son contact avec la vessie n'est que peu douloureux; en général, les malades ne font pas de mouvemens qui augmentent les difficultés de cette partie de l'opération. Pendant le broiement, la pierre embrassée par la pince, est entièrement isolée; aussi n'y a-t-il dans la plupart des cas qu'un sentiment de gêne. Lorsqu'il survient un peu de fatigue ou de malaise, on suspend l'opération pour la reprendre au bout de deux ou trois jours (1). L'expulsion du détritus et des fragmens de la

(1) On ne saurait faire trop d'attention à cet avantage qu'offre la lithotritie de pouvoir suspendre l'opération à volonté. Dans la cystotomie, au contraire, une fois l'incision faite, on ne peut guère s'arrêter. La taille en deux temps est généralement abandonnée.

pierre par l'urètre, n'est pas, en général, accompagnée de souffrances; souvent l'opération est si peu douloureuse, que les malades peuvent marcher sans peine, immédiatement après. Quelques-uns ont pu continuer leurs occupations ordinaires.

Si l'on considère les suites de chacune de ces deux opérations, on trouvera des différences aussi remarquables.

Après la cystotomie, même dans des cas favorables, le malade éprouve des accidens graves qui ne compromettent que trop souvent son existence; on observe toujours un désordre général dans les fonctions, et dont la durée est, terme moyen, de 20 à 30 jours.

Il n'en est pas de même de la lithotritie : elle ne donne jamais lieu aux accidens consécutifs de la cystotomie, et la sortie des derniers fragmens de la pierre est immédiatement suivie de la guérison complète du malade.

C'est surtout par les résultats que la différence entre ces deux opérations se fait remarquer. Il est prouvé que par la cystotomie il meurt un malade sur quatre ou cinq, et que parmi ceux qui échappent à la mort il s'en trouve un assez grand nombre dont la guérison est incomplète : trop souvent on ne l'obtient qu'après une convalescence de plusieurs mois. Il faut aussi tenir compte de ces fâcheuses infirmités qui sont quelquefois le résultat de l'opération, et contre lesquelles les ressources de l'art sont souvent impuissantes (1).

Les observations que j'ai consignées dans mon ouvrage, établissent d'une manière incontestable que la lithotritie, dans les cas favorables, n'est accompagnée d'aucun danger, de plus, que le malade n'est exposé à aucune des conséquences fâcheuses de l'opération de la taille. Cette vérité est établie sur des faits nombreux et variés que j'ai publiés. Sur quarante-trois malades chez lesquels l'opération avait été reconnue possible, j'en ai guéri quarante-deux (2). On s'est assuré par l'autopsie que le quarante-troisième avait

(1) On a prétendu que j'avais exagéré les dangers et la mortalité qui accompagnent l'opération de la taille. Ce que j'ai dit est fondé sur une multitude de faits que j'ai rapportés, et sur l'opinion des auteurs les plus célèbres et des praticiens les plus recommandables. On a dit que j'avais dépeint la cystotomie avec des couleurs trop sombres. On n'a qu'à comparer ce que j'ai écrit avec ce qui se passe pendant cette opération pour être convaincu que je ne suis pas allé au-delà de la vérité et que même je suis resté en-deçà.

Si, dans quelques cas, on a le bonheur de sauver plusieurs malades que l'on opère successivement, plus fréquemment on a la douleur de les voir presque tous succomber. De là, la nécessité de ne tirer de conclusion que d'après un très-grand nombre de faits, j'en ai indiqué environ trois mille.

(2) Ouvrage cité.

succombé par une cause étrangère à l'opération. Des vieillards, dont l'état ne permettait pas de recourir à la cystotomie, ont trouvé leur guérison dans l'emploi de la lithotritie; quelques-uns, affectés en même temps de la pierre et de lésions organiques autres que celles des voies urinaires, ont été opérés et guéris : pendant le traitement, ces affections organiques n'ont pas acquis plus de gravité. D'autres malades, chez lesquels des pierres nombreuses ou volumineuses ont exigé des applications répétées de ma méthode, n'ont éprouvé aucun accident; ils sont guéris.

Dans plusieurs cas, il y avait une grosse pierre; j'ai fait pour la saisir des essais infructueux, qui n'ont cependant produit aucun résultat fâcheux, même quand ils ont été réitérés. Peu de jours après, les malades se sont trouvés, en général, dans l'état où ils étaient auparavant. Par une nombreuse série de faits rapportés dans mon ouvrage, j'ai prouvé aussi que les tentatives d'opérations, faites sur des malades qui ont été taillés ensuite, n'ont pas diminué les chances de succès que présente la cystotomie. Parmi ces derniers, ceux sur lesquels j'avais fait le plus grand nombre de ces essais sont précisément ceux-là qui ont été guéris avec le plus de facilité : cela s'explique tout naturellement. En effet, je n'ai répété ces essais que parce que, le volume de la pierre excepté, ces malades se trouvaient dans des conditions favorables; la cystotomie devait donc mieux réussir. Mais lorsqu'un seul essai a suffi pour me faire connaître que la lithotritie n'étoit pas applicable parce que l'état déjà morbide de la vessie seroit exaspéré par le nombre des séances qu'exigeroit le broiement des pierres, il n'est pas étonnant que dans ces cas plus graves la cystotomie ait eu moins de succès que dans ceux dont je viens de parler.

Quelquefois je me suis assuré par le cathétérisme, ou par une exploration au moyen de mes instrumens, que les altérations organiques étaient telles, que seules elles contr'indiquaient l'application de la lithotritie. Ceux de ces calculeux qui ne se sont pas fait tailler, ont succombé par les progrès de l'affection organique; ceux qui se sont résignés à subir l'opération de la taille sont presque tous morts : la soustraction de la pierre ne suffisait plus pour arrêter la marche de la maladie.

Je passerai maintenant, Monsieur, à l'objection que vous mettez en avant, et qui est fondée, suivant vous, sur la longueur inévitable du traitement par la lithotritie. Cette affirmation, faite d'une manière aussi générale, manque d'exactitude. Plusieurs de mes malades qui n'avaient la pierre que depuis peu de temps, ont été guéris par une opération qui n'a duré que cinq minutes.

Chez un plus grand nombre, la maladie étant plus ancienne, les calculs étant plus gros ou plus nombreux, l'opération n'a été terminée qu'après deux ou trois séances de dix minutes, et faites à trois ou quatre jours d'intervalle.

D'autres dont les pierres étaient plus volumineuses encore n'ont été guéris qu'après six, huit, et même un plus grand nombre de séances de même durée, et qui ont eu lieu à trois ou quatre jours l'une de l'autre.

Enfin, chez des malades qui portaient la pierre depuis plusieurs années, et qui en outre avaient des altérations organiques profondes, et dont la santé générale était mauvaise, j'ai été obligé de temporiser et d'agir avec beaucoup de circonspection, d'autant plus qu'il fallait combiner un traitement médical avec celui que le broiement de la pierre exige; dans ces cas, peu nombreux il est vrai, l'opération n'a été terminée qu'au bout de deux ou trois mois.

Par ce résumé très-succinct des résultats de l'application de ma méthode, et que j'ai consignés dans mon ouvrage, vous voyez, Monsieur, que la durée du traitement par la lithotritie dépend toujours des conditions dans lesquelles se trouve le malade, et surtout de l'ancienneté de la maladie.

Je passe maintenant à d'autres objections que vous avez faites, et qui ne sont pas mieux fondées.

Après avoir bien voulu *supposer* et *admettre* la possibilité du broiement de la pierre, comme si elle était encore problématique, vous vous refusez à croire à celle de l'extraction de ses fragmens : ma réponse sera courte. Des malades que j'ai opérés depuis plus de trois ans ne cessent de jouir d'une santé parfaite. Plusieurs personnes opérées et guéries par moi sont mortes plus tard de maladies qui n'avaient rien de commun ou avec la pierre ou avec la lithotritie. L'autopsie a prouvé que la vessie était saine et qu'elle ne contenait aucun fragment de la pierre (1).

Vous affirmez qu'il est de *toute impossibilité* de faire l'application de ma méthode chez les enfans : j'en ai opéré un de treize ans, très-peu développé pour son âge : il avait depuis longtemps deux pierres assez grosses ; sa constitution était très-affaiblie ; ma méthode a eu tout le succès que je pouvais désirer, et le malade est guéri.

Je viens de faire construire un instrument d'une ligne et demie, et que l'on pourra em-

---

(1) On avait cru trouver dans la mort de ces malades le moyen d'attaquer la lithotritie. A-t-on pu croire que les altérations profondes, produites par le séjour prolongé de la pierre dans les organes urinaires, que toute autre lésion organique, devaient constamment cesser, parce là seul que la pierre avait été broyée ou extraite ? Voudrait-on rendre la lithotritie, ou même la cystotomie, responsables de l'invasion ultérieure de toute autre maladie ?

ployer avec succès pour les enfans les plus jeunes.

Vous doutez de la solidité de mon appareil instrumental, qui doit, dites-vous, présenter des dangers, parce que, si l'acier est *trop dur* l'instrument peut casser; s'il est *trop mou*, il peut ployer : ceci est l'affaire des mécaniciens; ceux qui font ces instrumens savent tremper l'acier de manière à rendre tout-à-fait chimérique la crainte des accidens que vous redoutez. D'ailleurs, il faut à la pince moins de force que vous ne paraissez le croire, pour fixer la pierre. Par la disposition que j'ai donnée à l'extrémité de ses branches, il suffit qu'elles soient appliquées sur le calcul pour que celui-ci ne puisse s'échapper par l'action du lithotriteur.

Quelle que soit la haute utilité de la lithotritie, je suis cependant loin de disconvenir que dans certains cas elle ne soit point applicable, et que la cystotomie ne soit alors la seule et dernière ressource du malade; ces cas sont ceux dans lesquels il y a en même temps plusieurs calculs ou une pierre très-volumineuse, une grande irritabilité, des altérations organiques profondes et un grand trouble dans les fonctions, ces cas repoussent en effet l'emploi de la lithotritie; mais aussi ils n'offrent que bien peu de chances de succès au cystotomiste, et c'est ce qui a fait dire à Deschamps et à plusieurs autres auteurs, que l'opération ne doit alors être pratiquée, que lorsque la vie est devenue un fardeau insupportable au malade.

Il était quelquefois difficile de parvenir à une connaissance exacte de cet état, par les seuls moyens d'investigation que la chirurgie possédait jusqu'à ce jour. L'appareil instrumental de la lithotritie fournit sur ce point des ressources par lesquelles on remédie, en grande partie, aux imperfections inévitables du cathétérisme ordinaire; dans un grand nombre de cas, j'ai acquis, au moyen de mon litholabe, des données qu'on avait cherchées en vain avec le *cathéter*. C'est ainsi que j'ai été plusieurs fois à même de m'assurer que la lithotritie n'était pas applicable. J'ai soigneusement consigné ces faits dans mon ouvrage (1).

Voilà, Monsieur, ce que j'avais à répondre

---

(1) On a cherché à présenter ces explorations comme des tentatives d'opération, ou des opérations manquées. Des malades étant morts plus ou moins long-temps après ces explorations, on a essayé de faire croire que la mort avait pu être causée par l'action de mes instrumens. Il est bien difficile de comprendre comment on peut attribuer la mort à une opération qui n'a pas été faite; et quant aux explorations avec le litholabe, il suffira de dire qu'elles ne sont ni plus douloureuses, ni plus dangereuses que le cathétérisme ordinaire; quelques malades meurent peu de temps après avoir été sondés, attribuera-t-on leur mort au cathétérisme explorateur?

aux objections que vous avez faites contre la lithotritie. Après avoir justifié cette méthode des inconvéniens qu'on lui reproche, me permettrez-vous d'en résumer en peu de mots les avantages, puisque vous avez jugé à propos de les passer sous silence ?

J'ai déjà prouvé que l'application de la lithotritie est peu douloureuse : pendant le traitement, les souffrances causées par la présence de la pierre ne sont que peu ou point augmentées. La connaissance que le malade a de la nature et des résultats de cette opération, le portera certainement à faire broyer sa pierre aussitôt que l'existence en aura été constatée. J'insiste sur ce point à cause de son importance, parce que la guérison est toujours prompte et facile quand la maladie est récente ; parce que la lithotritie offre l'avantage, non-seulement de soustraire le malade à une opération douloureuse et meurtrière, mais aussi, de le préserver des souffrances atroces et des désordres redoutables produits par le séjour prolongé de la pierre dans la vessie ; et parce qu'une maladie considérée jusqu'à présent, et à juste titre, comme l'une des plus graves auxquelles l'humanité soit exposée, sera désormais au nombre de celles que le chirurgien traitera avec le plus de succès. En effet, l'existence d'une pierre dans la vessie ne devient, en général, une affection grave, que parce que le malade recule presque toujours devant la terreur qu'inspire l'opération de la taille. Cette affection fait alors de si grands progrès, que l'extraction de la pierre ne suffit plus pour opérer la guérison du malade, les ressources de l'art étant ordinairement impuissantes contre les altérations profondes, soit de la vessie, soit des reins.

Ainsi donc la lithotritie est une acquisition importante pour l'art de guérir et un grand bienfait pour l'humanité. A qui la société en est-elle redevable ? Qu'il me soit permis, avant de terminer, de revenir sur cette question.

Ce n'est qu'après avoir lutté long-temps contre ceux qui repoussaient cette nouvelle méthode, et quand j'eus prouvé par des faits et d'une manière rigoureuse la possibilité de broyer la pierre dans la vessie, que l'on commença enfin à sentir l'importance de cette découverte, et que plusieurs personnes cherchèrent à se l'approprier. Des discussions s'élevèrent alors, avec des formes qui n'étaient rien moins que scientifiques : la plupart avaient pour but de rechercher soigneusement à qui appartenait l'idée première du broiement de la pierre dans la vessie. Des prétentions relatives à l'*antériorité*, à la *priorité d'invention*, à des *modifications*, à des *perfectionnemens*, etc., etc., ont donné lieu à une triste polémique, peu honorable pour ceux qui l'ont fait naître et non moins nuisible à la science qu'à l'humanité (1).

Il paraît qu'on ne s'est pas entendu sur la valeur des termes; car qu'est-ce qu'un inventeur? Est-ce un homme qui ne fait qu'entrevoir une vérité? Il n'aurait que peu de mérite : mais celui qui sait grouper des faits qui depuis des siècles étaient restés isolés et stériles, qui, par ce moyen, fait connaître des vérités nouvelles, sait les appliquer avec succès, et change ainsi la face d'une partie de la science, j'ose dire que celui-là est l'auteur d'une découverte.

Le développement de ce principe d'une manière générale ne peut entrer dans le cadre de cette lettre, mais il s'applique tout naturellement à la lithotritie.

Dans l'art de guérir, une opération tout-à-fait nouvelle devait exciter à la fois la surprise et l'incrédulité; cette innovation chirurgicale est due à une réunion de connaissances dont plu-

---

(1) Les personnes qui ont élevé ces discussions et qui les ont continuées avec acharnement, ont non-seulement oublié toutes les convenances, mais aussi elles ont montré peu de délicatesse dans le choix des moyens qu'elles ont employés. Ces personnes, qui voyent avec chagrin les succès que j'obtiens, ont cherché à jeter de la défaveur sur la lithotritie, en dénaturant les faits qui en constatent l'importance, mais les faits ont parlé plus haut que ceux qui voulaient les plier au gré de leurs passions.

sieurs élémens datent, il est vrai, des temps les plus reculés. Faudra-t-il attribuer la découverte de la lithotritie aux Egyptiens, qui connaissaient la dilatabilité de l'urètre? aux Romains, qui se servaient de sondes droites et qui nous en ont légué avec leurs monumens? Franco, Germanus, Sanctorius, Fabrice de Hilden, Hales, Desault, A. Cooper, qui ont introduit dans l'urètre et dans la vessie des pinces à gaîne, propres à saisir et à fixer les calculs, auraient-ils cet honneur?

Considèrera-t-on comme l'auteur de la méthode pour le broiement des calculs vésicaux le docteur Gruithuisen, qui s'est borné, ainsi que l'a dit M. Percy (1), à faire connaître un projet à peine ébauché, tout entier en théorie et en spéculation, resté inculte et oublié dans le pays qui le vit naître, et qui, abandonné par l'auteur, n'eut jamais le moindre commencement d'exécution, ni dans ses instrumens, ni dans son emploi?

Alsaharavius, Albucasis, Franco, Ambroise Paré, Sanctorius, Fischer, seront-ils regardés comme les inventeurs de la lithotritie, parce qu'ils ont essayé de broyer quelques calculs urinaires? Serait-ce enfin le moine de Cîteaux ou le colonel Martin qui, d'après de graves

(1) Rapport cité.

auteurs, sont parvenus à briser leur pierre dans la vessie?

Je vous livre ces questions, Monsieur, et vous laisse juge des intentions et des efforts de ceux de mes compatriotes qui, en dénaturant des faits importans, et au moyen de quelques frais d'érudition, se sont imaginé pouvoir ravir à la chirurgie française l'honneur d'une découverte si importante. Quant aux prétentions toutes récentes qui se sont élevées en France au sujet de la priorité d'invention, je crois devoir vous communiquer quelques renseignemens sur l'état actuel de cette partie de la science. Le titre même de votre brochure m'en impose l'obligation.

Il paraît que vous regardez les travaux sur la lithotritie comme ayant été faits en commun par MM. Civiale et Leroy (1). Certains imprimés qui sont partis d'ici et qui, peut-être, sont parvenus jusqu'à vous, ont pu vous induire en erreur; permettez-moi donc de vous faire connaître les faits tels qu'ils sont.

M. Leroy, se dit l'inventeur de la lithotritie: examinons ses titres à cet égard (2).

---

(1) Il est vrai que M. Leroy l'aurait désiré; au mois de mars 1824, j'ai reçu de lui une lettre par laquelle il me proposait cette communauté.

(2) Je ne puis m'empêcher d'exprimer mes regrets de

Ce n'est qu'en 1822, qu'une note insérée dans quelques journaux de médecine (1), fit con-

---

la nécessité où je me trouve d'indiquer les erreurs dans lesquelles M. Leroy est tombé; mais la ténacité avec laquelle on a cherché à dénaturer les faits et à voiler la vérité, m'en fait un devoir. Dans les discussions qui se sont élevées au sujet de la lithotritie et que je n'ai jamais provoquées, je ne fais que défendre une cause qui intéresse l'humanité, la chirurgie française et mes propres droits. Les personnalités sont la triste ressource de ceux qui ont tort : je ne répondrai pas à ceux qui ont été réduits à en faire usage.

(1) « M. J. Leroy vient de présenter un instrument qu'il nomme *lithoprione*, et qu'il destine, ainsi que son nom l'indique, à scier les calculs dans la vessie, et à les extraire, sans avoir besoin de recourir à l'opération de la taille, si cruelle et si dangereuse. Cet instrument se compose d'une sonde droite (*) divisée à l'intérieur en cinq compartimens; quatre disposés au pourtour servent de passage à autant de ressorts de montre qui vont se réunir sur le bec de la sonde disposé comme le bouton de l'instrument de Bellocq. Ces ressorts se déploient dans la vessie, ou rentrent à volonté. La cavité centrale reçoit une tige d'acier armée d'une petite couronne de trépan qui agit à la manière d'un emporte-pièce sur le calcul, lorsqu'on est parvenu à l'engager entre les res-

(*) « On a reconnu qu'il était très-facile de pénétrer dans la vessie avec une sonde droite, au moins sur les cadavres, et que ce procédé avait même quelques avantages pour franchir les rétrécissemens en faisant tourner l'instrument entre ses doigts. »

naître que M. Leroy songeait à broyer la pierre dans la vessie, au moyen d'un instrument dont

---

sorts. On peut, après l'avoir perforé en lui faisant éprouver une perte de substance, faire présenter une autre surface sur laquelle on agit de la même manière, et changer de la sorte jusqu'à ce qu'on ait extrait dans la cavité du trépan, tous les fragmens qui seraient trop volumineux pour passer à travers le canal de l'urètre. »

« L'instrument de M. Leroy pourrait fournir les moyens de mettre à profit les découvertes de la chimie moderne. Parmi les réactifs capables de dissoudre les pierres, il en est qui peuvent être introduits dans la vessie sans danger; mais, ignorant à quel espèce de calcul on a à faire, on pourrait, augmenter son volume au lieu de le dissoudre. Ce *lithoprione*, en faisant connaître la nature intime de la pierre, permettrait de choisir à coup sûr le réactif capable de la détruire; mais cet avantage, déjà très-grand, n'est que secondaire; il est d'autres résultats qu'il semble permis d'espérer, et qui dépendent de l'action de l'instrument lui-même; ces résultats sont la possibilité de saisir les calculs, fussent-ils aussi gros qu'un œuf de poule, de les réduire en poudre et de les extraire de la vessie sans faire éprouver au malade d'autre douleur et d'autre fatigue que celle de l'introduction, puisque tous les mouvemens de la scie se passent dans l'intérieur de la sonde. »

« M. Leroy serait autorisé à se promettre un succès certain de l'emploi de l'instrument qu'il a fait exécuter, s'il était possible de conclure d'après des essais tentés sur le cadavre. Peut-être l'expérience sur des êtres vivans lui fera-t-elle connaître des défauts et des difficultés qu'il avait ignorés jusqu'ici. »

(*Revue médicale*. Juin 1822, pages 243 et 244.)

il a donné la description et le dessin dans l'ouvrage qu'il a publié en 1825, et qui est intitulé: *Exposé des divers procédés employés jusqu'à ce jour pour guérir de la pierre sans avoir recours à l'opération de la taille.* Comme ses prétentions sont uniquement fondées sur cet instrument, j'entrerai à ce sujet dans quelques détails que je puiserai dans l'ouvrage même de M. Leroy. Voici la description de cet instrument: « Une canule longue de 8 pouces et large de trois » lignes et demie, reçoit dans sa cavité une autre » canule beaucoup moins volumineuse : entre » ces deux canules, existe un intervalle d'un » quart de ligne au plus, dans lequel sont placés quatre ressorts de montre un peu forts, » qui vont se fixer sur un bouton. Un anneau » d'acier, muni de quatre vis, sert à fixer chacun des ressorts séparément. Un autre anneau » portant une crête qui peut être reçue dans l'échancrure de la canule, sert à maintenir tout » d'un coup les quatre ressorts lorsque la pierre » est saisie.» (*Voyez* pl. fig. 31, 32.)

Ce ne fut que quatre ans après que j'eus présenté mon travail et les dessins de mes instrumens, que M. Leroy fit connaître les siens. La différence principale entre eux était qu'au lieu de pinces à branches élastiques dont je me servais, M. Leroy proposa des ressorts de montre, pour saisir et pour fixer la pierre dans la vessie ; mais cet instrument offre de graves inconvéniens que l'auteur ne tarda pas à reconnaître lui-même : les grandes difficultés que l'on éprouve pour saisir la pierre, les dangers que l'on court de casser les ressorts quand on cherche à la fixer, les grands obstacles qui se présentent quand on veut repousser la pierre et retirer l'instrument, et même l'impossibilité d'y parvenir, devaient faire abandonner toute idée de pouvoir broyer les calculs vésicaux à l'aide d'un semblable moyen.

M. Leroy le sentit si bien, qu'il ne tarda pas à substituer aux ressorts de montre une pince analogue à celle dont je m'étais servi pour mes premiers essais.

Il est important de remarquer que M. Leroy ne fit ce changement fondamental à son instrument que lorsque ma méthode et mes opérations furent généralement connues. Il me suffira de citer à ce sujet le passage d'une lettre de M. Percy à M. Leroy, du 9 avril 1824, et publiée par ce dernier (1), *ouvrage cité*, *page* 223.

« Je conserve l'un des petits ressorts auxquels » vous avez substitué la pince du parent de » Franco ; vous l'avez laissé tomber à terre lors» que vous vîntes me montrer vos instrumens » avec lesquels vous n'eussiez bien sûrement

(1) Elle se trouve en entier page 61 de cette lettre.

» pu faire une des brillantes opérations dont
» M. Civiale nous a rendus témoins, etc. »

Ce changement ne fut pas aussi heureux que M. Leroy l'avait espéré ; on voit fig. 38, 39, que les branches de la pince n'étaient pas convenablement recourbées, et que leur extrémité n'est pas assez arrondie ; de manière qu'il serait difficile de ne pas pincer la vessie en cherchant à saisir la pierre. En effet, c'est ce qui est arrivé à M. Leroy, en faisant la première application de cet instrument sur une femme, en avril 1824. Il nous apprend (1) que la pierre ne put pas être saisie, que la vessie fut pincée, qu'il éprouva des difficultés à retirer l'instrument, que la malade se soumit ensuite à l'opération de la taille et qu'elle mourut.

Les premiers perforateurs dont je me servis étaient cylindriques; j'en reconnus bientôt les inconvéniens et je leur substituai les lithotriteurs à tête armée de dents. Ce changement, qui m'avait été suggéré par l'expérience, ne fut pas adopté par mon confrère : il préféra d'abord les perforateurs cylindriques (*Voyez* pl. fig. 40), qu'il a remplacés ensuite par ce qu'il appelle des *limes*, des *fraises simples et doubles :* ce sont des perforateurs dont l'extrémité, dit M. Leroy, « est fendue, et dont les deux moitiés s'écartent l'une

(1) Ouvrage cité, page 149.

de l'autre par leur élasticité ou par un stylet. Une canule maintient ces deux portions rapprochées pendant que l'opérateur introduit les fraises dans la pierre, après quoi il retire la canule, et par le mouvement de rotation qu'il leur imprime avec la *manivelle*, il agrandit le trou fait au calcul. » (Ouvrage cité, p. 143.) Ces instrumens sont évidemment trop faibles, et c'est une des causes de l'absence totale des résultats que M. Leroy cherchait à obtenir

Les perforateurs ayant la forme de trépan, qu'avait proposés M. Gruithuisen et qu'a reproduits M. Leroy, ont dû être abandonnés.

Pendant long-temps je m'étais servi dans mes expériences d'une manivelle simple pour imprimer au lithotriteur les mouvemens nécessaires afin de broyer les pierres dures ; M. Leroy adopta aussi ce moyen mécanique, ainsi qu'on peut le voir par le passage que je viens de rapporter de son ouvrage, et par le dessin qu'il en a donné (*Voyez* pl. fig. 41.)

Mes premiers instrumens n'étaient pas construits de manière à empêcher pendant l'opération, l'écoulement du liquide contenu dans la vessie; les expériences sur les animaux vivans me firent sentir la nécessité de cette rectification, et bientôt j'y parvins. Cette disposition n'existait pas non plus dans le premier instrument de M. Leroy, ainsi qu'on peut le voir pl. fig. 32. Il chercha encore une fois à la corriger en me suivant dans ce dernier changement, mais il ne fut pas plus heureux.

Ce fut donc plusieurs années après que j'eus fait connaître mon premier travail sur le broiement des calculs vésicaux, que M. Leroy annonça la possibilité de cette opération; il présenta un instrument dont l'emploi est impossible, et auquel il en substitua ensuite un autre analogue à celui dont j'avais donné le dessin en 1818 (1). En un mot, il me suivit pas à pas dans les rectifications que j'avais successivement cru devoir faire à mes premiers instrumens; mais on remarquera que ce médecin ayant voulu donner une teinte d'originalité à ces imitations, par cela même n'a pas atteint le but qu'il se proposait.

M. Leroy ne paraît pas avoir cherché ou réussi à perfectionner son appareil instrumental. On

(1) On trouve dans Fabrice de Hilden le dessin d'un instrument qui ressemble aux pinces dont je me servais pour mes premiers essais, et que M. Leroy a adopté plus tard. (Voyez pl. , fig. 10 et 38.) Pourquoi mon confrère, qui cite cet auteur, a-t-il omis de reproduire ce dessin dans son ouvrage, puisqu'il en a donné plusieurs autres qui ont beaucoup moins de rapport avec les instrumens dont il se dit l'inventeur? N'ayant présenté qu'une copie du *Speculum cæcum* de Fabrice de Hilden, au moyen de laquelle il n'a pu obtenir aucun résultat dont il puisse se louer, M. Leroy aurait-il craint de faire connaître une ressemblance trop remarquable?

peut en juger par l'absence totale de succès à la suite des tentatives d'opérations qu'il a faites : dernièrement encore un nouvel essai, à l'Hôtel-Dieu de Paris, n'a pas été plus satisfaisant que les précédens.

On peut donc se demander sur quoi M. Leroy fonde ses prétentions à la découverte de la lithotritie, puisqu'il est le dernier en date et qu'il n'a pu parvenir, jusqu'à présent, à broyer une seule pierre dans la vessie, quoique depuis plus de trois années l'existence et l'importance de cette découverte soient constatées par les succès que j'ai obtenus.

Tout ce que je viens de dire était connu de M. Leroy ; il en sentit les conséquences, et prit les devans pour chercher à prouver qu'il n'était pas imitateur : à cet effet, il se hâta d'assurer qu'il n'avait eu aucune connaissance de mes premiers travaux.

Cependant mes expériences avaient été faites publiquement dans les salles de dissection de l'école pratique et de la Pitié ; beaucoup de mes confrères avaient, à cette époque, connaissance de mes recherches. Je citerai MM. les docteurs Aliés, Buret, Fenet, Lachaise, Londe, etc.

En 1818, j'avais présenté à la société formée dans le sein de la faculté de médecine de Paris, un mémoire sur ma méthode, auquel étaient joints les dessins de mes instrumens. MM. Chaussier et Percy furent chargés de faire un rapport (1). Il est difficile d'expliquer comment M. Leroy, qui étudiait alors à l'école de médecine de Paris, a pu ignorer des travaux qui se faisaient dans cette école, lui qui avait l'intention de s'occuper spécialement de cette partie de la chirurgie : quoi qu'il en soit, il me suffira de faire observer que M. Leroy, même après avoir acquis la preuve, ainsi qu'on va le voir, de ce que j'avais fait en 1818, n'en a pas moins persisté dans ses prétentions à la découverte de la lithotritie.

Pour suivre la marche qu'il s'était tracée, il a jugé utile de répandre quelques assertions inexactes sur la nature de mes premières recherches; il a prétendu que je n'avais eu pour but que la dissolution de la pierre; tandis que, dans mon mémoire de 1818, j'ai indiqué d'une manière textuelle, les moyens de la perforer et de la briser; j'ai donné le dessin de l'instrument pour cette opération et je l'ai décrit page 4 de ce mémoire : ce fait est constaté par le rapport de la commission chargée d'examiner mon travail.

M. Leroy, qui avoue avoir lu mon manuscrit

---

(1) L'importance du sujet ne permettait pas d'émettre légèrement une opinion. Avant de se prononcer, MM. les commissaires ont voulu des faits de pratique; un rapport a été fait en 1824 par les mêmes commissaires à l'Académie royale des Sciences, à laquelle j'avais présenté le complément de mon premier travail. (La Société de la Faculté de médecine avait cessé d'exister).

chez M. le baron Percy, convient (1) « qu'il y » trouva exprimée l'idée de *briser* les calculs vési- » caux en les saisissant avec un instrument ana- » logue au tire-balle dit *alphonsin* (2) et les percu- » tant avec un stylet. » Cet aveu qui lui est arraché par la force de la vérité, le met dans une étrange contradiction avec lui-même; puisque après avoir dit que je n'avais cherché qu'à dissoudre les calculs, il reconnaît que dans mon mémoire j'avais proposé une pince pour les saisir et un instrument pour les broyer. Vous verrez bientôt, Monsieur, par quel moyen M. Leroy, qui ne s'est pas découragé facilement, a essayé ensuite de se tirer de la fausse position dans laquelle il s'était placé.

Quoiqu'il ne pût plus douter de la nature de mes travaux (3), il a cependant prétendu plus tard que je n'avais cherché, en 1818, qu'à modifier l'opération de la taille; il avoit cru pouvoir tirer parti de l'inexactitude du procès-verbal de la séance de la Faculté de Médecine à la-

---

(1) Ouvrage cité, page 220.

(2) Le tire-balle d'Alphonse Ferri, et notamment celui d'André de Lacroix, ont quelque analogie avec mes pinces *litholabes*.

(3) Mes travaux étaient si peu ignorés, que d'après les idées que j'avois mises en avant, M. Buret et Lachaise avaient fait un instrument destiné à isoler et attaquer la pierre dans la vessie.

quelle mon mémoire fut envoyé par le ministre de l'intérieur (1).

M. Leroy ne s'est pas arrêté là : mais ce serait une tâche trop pénible, Monsieur, que de vous signaler toutes ses inexactitudes quand il s'a-

---

(1) Voici la réponse du ministre de l'intérieur, auquel je m'étais adressé, afin d'obtenir des avances pécuniaires pour faire exécuter des instrumens propres à détruire la pierre dans la vessie, et que j'avais désignés par les noms de *lithontriptique*, *lithontripteur*, auxquels j'ai substitné depus celui de *lithotriteur*.

Paris, 26 juin 1818.

« MONSIEUR,

» J'ai reçu la lettre par laquelle vous me demandez les moyens de faire exécuter un lithontriptique de votre invention.

» Je suis dans l'usage de consulter la Faculté de Médecine sur toutes les découvertes relatives à l'art de guérir. Je vous invite donc à m'adresser une notice détaillée sur le lithontriptique que vous avez inventé. Je la communiquerai à la faculté, et d'après le jugement qu'elle en aura porté, j'examinerai si je puis donner suite à votre demande.

» Pour copie conforme,

Le directeur, « T. DE BOISBERTRAND. »

Le procès verbal de cette séance de la faculté contient une omission et une erreur : on ne fit que citer textuellement la lettre d'envoi du ministre, et dans laquelle mon mémoire ne se trouve désigné que comme étant relatif à *l'opération de la taille*. Contre l'usage ordinaire, les membres de la commission qui fut nommée ne se trouvèrent pas désignés dans ce procès verbal.

git de l'histoire de la lithotritie : je me bornerai aux suivantes.

Il a imprimé (1) que plusieurs médecins ont bien vu entre mes mains un instrument à poche, mais qu'on ne m'a jamais ouï parler de *stylet*, de *perforateur*, ni d'aucun autre moyen de briser la pierre. Il est fâcheux pour mon confrère que je n'aie pas fait exécuter l'instrument à poche dont j'avais donné le dessin, et que par conséquent je ne l'aie jamais eu entre les mains. On vient de voir que M. Leroy s'est assuré, par la lecture de mon mémoire, que j'avais proposé, en 1818, *une pince à branches élastiques, pour saisir la pierre, et un stylet* ou perforateur *pour l'attaquer*. Comment conciliera-t-il ces assertions si contradictoires ?

M. Leroy a avancé (2) que j'étais convenu de lui avoir emprunté l'idée d'employer ce qu'il appelle le petit *étau* (3); en cela il me fait dire ce que je n'ai pas dit.

M. Leroy cherche à se prévaloir de ce que les commissaires nommés en 1818 pour l'examen de mes travaux ne firent pas de rapport : mais ils

(1) Ouvrage cité, pag. 214 et suivantes.

(2) Ouvrage cité, pag. 221.

(3) C'est un *tour en l'air*, outil connu de tous les mécaniciens, et dont je me sers dans mes opérations. Il diffère de celui qu'a présenté M. Leroy. (*Voyez* pl. fig. 40).

n'ont dû se prononcer que lorsque ma méthode a été sanctionnée par l'expérience. Telle est la marche que l'on doit suivre dans tous les cas, et à plus forte raison quand il s'agit d'une opération chirurgicale importante. Mon confrère sait cela mieux que personne, lui qui, depuis 1822, attend qu'une commission nommée par l'Académie Royale de Médecine pour l'examen de ses instrumens, fasse connaître son opinion: pourquoi ne l'a-t-elle pas fait? Serait-ce parce que jusqu'à ce jour même M. Leroy ne peut encore présenter aucun fait à l'appui de sa théorie?

Il assure (1) que mes projets, en 1818, étaient jugés inexécutables, et qu'au lieu de faire un rapport, M. Percy m'avait conseillé de les abandonner. M. Leroy est dans l'erreur. Il ajoute (2) que ce savant lui avait plusieurs fois donné l'assurance que j'avais seulement proposé un instrument à poche: encore une fois M. Leroy se trompe, et je le prouve.

On vient de voir que M. Leroy déclare avoir lu, dans mon mémoire de 1818, que j'avais exprimé l'idée de briser les calculs vésicaux au moyen d'un stylet ou perforateur, après les avoir saisis avec une pince. De plus on peut se convaincre que M. Leroy fait dire à M. Percy ce

(1) Ouvrage cité, pag. 220.
(2) Ouvrage cité, pag. 214.

qu'il n'a pas dit, par la lecture même du rapport que M. Percy a fait à l'Académie Royale des Sciences, au nom d'une commission qu'elle avoit nommée. Je donnerai ici le passage suivant, extrait de ce rapport, afin que l'on puisse savoir à quoi s'en tenir sur les affirmations de M. Leroy.

«En 1818, au mois de juillet, M. Civiale présenta au ministre de l'intérieur la demande d'avances pécuniaires pour faire construire des instrumens de son invention qu'il disait propres à détruire la pierre dans la vessie, sans recourir à l'opération de la taille. Cette demande fut envoyée quelques jours après, sous le n° 20,639, à la société de la Faculté de Médecine, avec un mémoire explicatif de plusieurs dessins relatifs 1° à la théorie de la poche dont nous venons de parler, et 2° à l'appareil instrumental que l'auteur nommait déjà alors lithontripteur. Le 14 du même mois, la société donna à M. Civiale les deux mêmes commissaires que l'Académie lui a donnés en dernier lieu ; mais, cette fois, ils ne firent pas de rapport, et les choses en restèrent là.

Cependant, cet appareil lithontripteur fut exécuté l'année suivante par un mécanicien de Paris, avec les modifications et les perfectionnemens dont il jouit aujourd'hui ; de sorte qu'on peut faire remonter à quatre ou cinq ans la méthode qui nous occupe, quoiqu'elle n'ait été bien connue, et qu'elle n'ait eu toute sa consistance, que depuis un peu plus de trois années. »

Et plus bas, en parlant des prétentions de M. Leroy, qui n'est venu que quatre ans après, ils disent : *C'est M. Civiale qui est arrivé le premier.*

J'ajouterai que ces deux savans qui étaient, comme on vient de le voir, saisis depuis six années de cette question, ont prononcé avec une entière connaissance de cause, et qu'ils n'ont pas hésité à qualifier la méthode pour le broiement de la pierre dans la vessie, d'*opération*, de *procédé Civiale*, de *méthode proposée par M. Civiale.* M. le baron Cuvier, secrétaire perpétuel de l'Académie des Sciences, dans le compte rendu des travaux de l'Académie pour l'année 1824, se sert également des expressions de *méthode imaginée* par M. Civiale, de *découverte* de M. Civiale. Ces qualifications, qui décident la question de priorité, ne furent alors le sujet d'aucune observation dans l'Académie. M. Leroy seul chercha, par une réclamation, à se justifier d'un soupçon de plagiat qui pesait sur lui; on passa outre, et les choses en restèrent là.

Par une bizarrerie qu'on ne saurait expliquer, des personnes qui n'élevèrent pas la voix lorsque MM. Chaussier et Percy, et ensuite M. le baron Cuvier attachaient mon nom à cette découverte chirurgicale, se sont mises plus tard en état d'hostilité. Cette singularité est d'autant plus remarquable, que c'est précisément quand des faits nombreux ont eu prouvé jusqu'à l'évidence l'importance de la lithotritie, qu'une opposition s'est formée. Dans l'impossibilité de présenter un seul fait contre ma méthode ou contre moi, on a eu recours à des déclamations pour essayer d'induire en erreur et l'Académie des Sciences et le public. Tous ces efforts ont été impuissans ; mais ce n'est pas ici le lieu de soulever le voile qui couvre certaines menées, toujours nuisibles aux intérêts de l'humanité et de la science : pour le présent je ne m'occuperai que de M. Leroy (1).

---

(1) Parmi les moyens auxquels M. Leroy a eu recours pour faire valoir ce qu'il appelle ses droits, je ne puis passer sous silence ses réclamations dans le *Constitutionnel* du 10 mars 1824, dans la *Nouveauté* du 15 juillet 1826, et dans le *Courrier Français* du 7 août 1827. Dans ces diverses feuilles, M. Leroy s'élève d'abord contre le rapport de l'Académie Royale des Sciences, et surtout contre les expressions *d'opération, de procédé Civiale, de découverte, de Méthode de M. Civiale*, par lesquelles ce corps savant a désigné le broiement de la pierre dans la vessie; ensuite il s'arroge le titre d'inventeur, et croit pouvoir justifier ses prétentions en avançant qu'en 1826 et en 1827 il a partagé avec moi les *prix* décernés par l'Institut. Deux jugemens de l'Académie Royale des Sciences l'ont, suivant lui, déclaré l'inventeur des instrumens pour le broiement de la pierre.

Rétablissons les faits :

En 1824, l'Académie entendit et adopta le rapport de

Non content de ne point avoir présenté avec exactitude les faits qui me regardent, de m'avoir fait dire ce que je n'ai pas dit, d'avoir prêté aux

---

sa commission, dans lequel sont jugés mes droits à la découverte de la lithotritie, et sont décrits mon appareil instrumental et mes procédés opératoires.

En 1825, ne s'occupant plus de l'antériorité de l'invention, l'Académie déclara que *les travaux relatifs au broiement de la pierre, confirmés par une plus longue expérience, pourraient devenir l'objet de prix décernés dans les concours suivans.*

En 1826, l'Académie n'ayant toujours en vue que l'application de la lithotritie, jugea que le moment n'était pas encore venu de décerner le prix ; mais elle accorda à titre d'encouragement :

« *A M. le docteur Civiale, qui a publié plusieurs mémoires importans sur la lithotritie, ou sur les moyens de broyer les calculs dans la vessie urinaire, et qui a fait avec succès le plus grand nombre d'opérations sur le vivant :* UNE SOMME DE SIX MILLE FRANCS.... »

« *A M. James Leroy (d'Etiolles), qui a publié en* 1825 *un ouvrage sur le même sujet, et qui a le premier, en* 1822, *fait connaître les instrumens qu'il avait inventés, et qu'il a depuis essayé de perfectionner :* UNE SOMME DE DEUX MILLE FRANCS. »

L'Académie annonça, en même temps, qu'un *grand prix pourrait être décerné l'année suivante.*

En 1827, l'Académie, malgré le nombre et le mérite des travaux soumis à son jugement; attendu les *termes formels* de l'ordonnance du Roi, sur la fondation des

membres de la commission des discours qu'ils n'ont jamais tenus et qui seraient en opposition avec ce qu'ils ont écrit, M. Leroy a été plus

---

prix de M. de Montyon; l'Académie, dis-je, *n'a cru pouvoir décerner que deux prix :*

L'un de 10,000 *fr. à MM. Pelletier et Cavantou, à qui l'art de guérir est redevable de la découverte du sulfate de quinine.*

L'autre de 10,000 *fr. à M. Civiale, comme ayant pratiqué le premier sur le vivant la lithotritie, et pour avoir opéré avec succès, par cette méthode, beaucoup de calculeux.*

Néanmoins, l'Académie a pensé pouvoir encore accorder à différens ouvrages des médailles d'encouragement, dont une de 2,000 fr. à *M. Leroy d'Etiolles, pour son exposé des divers procédés employés jusqu'à ce jour, pour guérir de la pierre, sans avoir recours à l'opération de la taille.*

Il résulte de ces citations, extraites de pièces officielles, que l'Académie des Sciences n'a décerné de prix pour la lithotritie qu'à *moi seul*, et que M. Leroy, ainsi que d'autres, n'a reçu que des encouragemens. Quant à la priorité d'invention, l'Académie a résolu le problème, en adoptant le rapport de sa commission de 1824. C'en est assez pour juger de la validité du titre d'*inventeur* que s'attribue M. Leroy.

Et d'ailleurs comment a-t-il pu croire que par ces mots: *qui a le premier en* 1822, *fait connaître les instrumens qu'il avait inventés, et qu'il a depuis essayé de perfectionner,* l'Académie ait voulu parler du premier appareil instrumental qui a été imaginé et construit pour le broiement et

loin : il a employé pour échafauder ses prétentions un moyen que je n'aborde qu'avec répugnance, et dont je ne parlerais pas si d'autres personnes ne l'avaient reproduit dans ces derniers temps. Ne pouvant plus nier l'existence de mon mémoire en 1818, ni les faits exposés dans ce mémoire qu'il reconnaît avoir lu chez M. Percy, M. Leroy n'a cessé d'insinuer presque dans chaque phrase de son *Mémoire justificatif* (1), qu'il y a eu de ma part substitution de pièces authentiques. Je me dois à moi-même de ne pas descendre jusqu'à combattre une semblable calomnie; mais que ne devait-on pas attendre de celui qui a osé outrager une commission composée du vénérable M. Chaussier, et du cé-

---

l'extraction des calculs vésicaux, puisque deux ans auparavant, il avait été déclaré à l'Académie par sa commission que M. Civiale était arrivé le premier, et qu'il avait fait construire ses instrumens lithrotriteurs en 1819?

Or, quels sont les instrumens qu'a inventés M. Leroy en 1822? C'est celui qu'on voit représenté pl. fig. 31 et 32, et que j'ai décrit d'après M. Leroy. C'est un instrument dont l'emploi est absolument impossible, ainsi que je l'ai dit; ainsi que M. Leroy l'a reconnu. J'ai dit aussi qu'il avait essayé de le perfectionner, en substituant à ses ressorts de montre, ma pince *litholabe*, mais qu'il n'avait pas réussi. Je l'ai prouvé.

(1) M. Leroy croyait devoir repousser le soupçon de plagiat qui pesait sur lui.

lèbre Percy, que ne cesse de regretter la chirurgie française, dont il fut le principal ornement! M. Leroy a donné à entendre que cette commission avait eu la lâche complaisance de fermer les yeux sur cette substitution. Feu le baron Percy, qui en était le rapporteur, dédaigna de répondre à une pareille insinuation, et se contenta d'écrire à M. Leroy une lettre toute paternelle (1).

---

(1) « Je suis loin de vous en vouloir, mon cher Monsieur; vous n'avez fait de mal qu'à vous-même, et vous m'en auriez fait à moi, que je l'aurais déjà oublié. Mais comment se terminera la lutte que vous avez provoquée, et à quoi vous conduira-t-elle? Votre adversaire, pendant que vous réclamez, va son train, jouit de ses succès, et semble ne pas entendre le bruit que vous vous efforcez de faire.

» Il vient de faire parapher plusieurs écrits qu'il donne pour être bien authentiques, et je les crois tels : on vous jugera d'après des preuves péremptoires, et non sur des paroles susceptibles d'interprétation. Je regrette vivement que vous vous soyez engagé dans une pareille affaire. Lisez notre rapport, et vous verrez que c'est le docteur Gruithuisen qui a le mérite de l'antériorité, (Voyez ce que j'ai dit plus haut sur ce point), et que M. Civiale n'est venu que dix ans après lui. Il a pu avoir la même pensée que ce docteur, comme je crois très-possible que vous ayez conçu, sans aucune communication ni avec l'un ni avec l'autre, le projet en litige. Je conserve l'un des petits ressorts auxquels vous avez depuis substitué la pince du parent de Franco; vous

D'après ce qui précède, je suis persuadé, Monsieur, que vous sentirez combien le titre de votre brochure doit induire en erreur les personnes qui la liront.

M. Leroy a trouvé un défenseur officieux dans un confrère qui n'a pas été plus exact que lui dans ses assertions. Pour le prouver, je me bornerai à rapporter quelques faits :

Il a cherché à faire croire que les instrumens dont je me sers pour le broiement de la pierre sont ceux de M. Leroy; il a cru pouvoir tirer parti

l'avez laissé tomber à terre lorsque vous vîntes me montrer vos instrumens, *avec lesquels vous n'eussiez bien sûrement pu faire une des brillantes opérations dont M. Civiale nous a rendus témoins.*

» Que ne puis-je vous mettre d'accord ! Vous êtes tous deux d'honnêtes gens, et des médecins instruits et zélés ; mon bonheur serait de vous rapprocher; mais votre article de je ne sais quel journal, et votre réclamation imprimée m'en ôtent tous les moyens. Je me verrai peut-être, lundi, réduit et forcé de donner à l'Académie des explications qui ne seront pas à votre avantage : voilà où conduit une démarche inconsidérée Mais *les preuves écrites que j'ai à fournir contre vos prétentions* ne pourront altérer le cas que je fais de vous, ni l'attachement que vous a voué l'un de vos plus anciens prédécesseurs.

» *Signé* PERCY.

» 9 avril, 1824.»

On se demande comment M. Leroy a publié cette lettre comme pièce justificative.

de l'incorrection des dessins des instrumens que j'avais d'abord proposés et qui se trouvent dans mon premier ouvrage. Si ce critique avait pris la peine de consulter le texte, il aurait vu que les gravures qui représentent ces instrumens ne répondent pas à la description que j'en ai donnée. Il a passé le texte sous silence, pour ne se prévaloir que de la faute du dessinateur. De plus, il a reproduit les dessins des instrumens de M. Leroy, non tels que M. Leroy les avait donnés lui-même; mais il a copié fidèlement dans mes planches les pinces, les gaînes, les boîtes à étoupe, les rondelles, etc.

Tous les moyens ont paru bons au défenseur de M. Leroy; on en jugera par le passage suivant qu'on lit dans le second numéro du *Journal des Progrès des sciences médicales*, page 190 : « Voici ce qu'un *honorable médecin*, qui » *a vu la pièce* sur laquelle M. Civiale établit » ses droits, a cru devoir dire, dans l'intérêt » de la vérité : sur quoi se fonde M. Civiale » pour prouver son initiative en 1817 ? Sur » une feuille de papier sans forme, festonnée » par l'usure, sale et détériorée, toute raturée, » mal écrite, et en marge une esquisse au crayon » représentant imparfaitement un instrument à » poche, qu'il destinait alors à saisir la pierre, » et, à côté de cet instrument, le dessin d'un » autre assez semblable à celui lithographié dans » son travail, mais *dessiné plus fraîchement.* »

Comment *l'honorable médecin* qui dit *avoir vu*, expliquera-t-il le contraste singulier qu'il y a entre ce qu'il *a vu* et ce qui existe réellement? voici le fait :

Le mémoire que j'ai adressé au ministre de l'intérieur en 1818, formait quatre pages in-folio, d'une écriture très-fine et soignée; M. le docteur Fenet, aujourd'hui chirurgien à Villejuif près Paris, avait eu la bonté de le transcrire. Les dessins étaient sur une feuille séparée, de même format, représentant : 1° un instrument à quatre branches articulées; 2° un instrument à poche; 3° un instrument à branches élastiques, et semblable au tire-balle d'Alphonse Ferri, et un perforateur ou stylet.

Ces faits sont constatés par le rapport de la commission chargée d'examiner mes travaux, et par les aveux mêmes de M. Leroy (1); s'il le fallait je pourrais invoquer le témoignage de M. le docteur Fenet. On pourra par là porter un jugement sur la véracité de l'auteur, et sur la nature des moyens auxquels il a eu recours pour essayer de soutenir les prétentions de M. Leroy. Il est bon d'observer que la pièce dont il s'agit était déposée entre les mains du rapporteur de la commission. Ces mots : *dessinés plus fraîchement*,

---

(1) Voyez page 54.

renferment contre M. Percy et contre moi, une insinuation dont tout honnête homme saura faire justice.

Enfin, pour vous mettre tout-à-fait en possession, Monsieur, des faits qui on rapport à l'histoire de la lithotritie, je dirai quelques mots sur les essais qui ont été faits pour perfectionner cette méthode.

Jusqu'à présent on avait considéré les modifications et les perfectionnemens en chirurgie comme des améliorations constatées par l'expérience ; la marche que l'on a suivie à l'égard du broiement de la pierre dans la vessie présente une exception.

En France, en Amérique et en Angleterre, on a fait à mon appareil instrumental divers changemens, qui ont été annoncés d'avance comme des améliorations, des perfectionnemens. La vue seule de ces instrumens *perfectionnés* a suffi pour en montrer les défectuosités ; quand on a voulu en faire l'essai, même sur le cadavre, le jugement que l'on en avait porté s'est trouvé confirmé : quelques tentatives infructueuses sur le malade ont prouvé que leur usage n'était pas sans danger.

Plusieurs personnes s'étaient imaginé qu'on pouvait, avec avantage, multiplier le nombre des branches de la pince ; mais par là on prive l'instrument d'une partie de la solidité qui est indispensable. Plus les branches de la pince sont nombreuses, plus les difficultés que l'on rencontre souvent pour saisir la pierre sont augmentées. Lorsqu'une pince à trois branches est ouverte dans la vessie, on peut faire entrer le calcul dans la pince par l'intervalle des branches, ou par l'ouverture qui résulte de leur écartement. La multiplicité des branches diminuant l'intervalle qui existe entre elles, on ne peut parvenir à saisir la pierre que par l'ouverture antérieure de la pince.

On a fait plusieurs changemens à la partie de mon instrument destinée à broyer le calcul : ces perforateurs *modifiés* ont tous le grave inconvénient de manquer de solidité. Quelques-uns ont plusieurs branches à ressort ou réunies par des charnières; les autres sont à une seule tige dont l'extrémité peut être inclinée à volonté par un mécanisme particulier. La plupart de ces appareils proposés n'ont pas été employés. Je me bornerai à faire observer que les branches de ces perforateurs lorsqu'elles sont écartées, ou l'extrémité de la tige lorsqu'elle est inclinée, ne peuvent agir sur le calcul qu'avec peu de force. Si le calcul est petit ou s'il est aplati, ce qui est très-fréquent, on a lieu de craindre, pendant la perforation, de heurter les branches de la pince et de briser le perforateur. Enfin il est impossible de briser les petits fragmens lorsqu'ils sont durs.

Une de ces modifications avait d'abord fixé d'une manière plus particulière l'attention de quelques personnes. Voyons quel degré de confiance on peut accorder aux assertions de son auteur; il suffira de citer quelques faits. Il avait annoncé la possibilité de broyer une grosse pierre en quelques minutes ; un malade a été soumis inutilement pendant plus de sept mois à l'action de ses instrumens. L'opération était cependant facile chez ce malade; je l'ai ensuite délivré de son calcul en cinq séances de 10 minutes, et faites dans l'espace de vingt-deux jours.

On a annoncé que d'autres malades étaient opérés avec succès ; l'un d'eux, qui chantait, disait-on, tandis qu'on broyait sa pierre, a été traité infructueusement pendant plus d'une année : à la fin son état était tel qu'il a été forcé de se faire tailler. Il est mort quelques instans après. Un autre dont on avait même constaté la guérison a continué de souffrir et s'est fait opérer de nouveau peu de temps après.

L'auteur de cet instrument *perfectionné* a imprimé qu'il avait opéré et guéri plusieurs malades; mais il ne fait connaître ni leurs noms ni les circonstances qui ont accompagnés ces opérations, ni les personnes qui étaient présentes. Nous en sommes encore à attendre qu'il nous fasse ces communications indispensables pour que l'on puisse apprécier les bienfaits que l'humanité doit espérer de ses travaux.

C'est avec regret que je me trouve dans l'impossibilité de vous faire connaître, Monsieur, des modifications plus utiles de ma méthode; maintenant que l'attention de praticiens habiles est dirigée vers la lithotritie, il faut croire que leurs travaux auront des résultats plus heureux.

L'écrit que vous avez publié prouve que vous avez trouvé ce sujet digne de votre attention ; on doit espérer que vous voudrez bien continuer de vous en occuper, et que vous nous mettrez à même de profiter de vos nouvelles réflexions. En attendant, je suis persuadé que vous accueillerez avec bienveillance ces pages, qui n'ont d'autre but que d'esquisser avec exactitude l'histoire de la lithotritie.

Telles sont les observations que j'ai cru devoir faire sur votre brochure : les faits que j'ai rapportés dans mon Traité sur la lithotritie et dans cette Lettre établissent :

1° Que les divers élémens de la lithotritie existaient depuis des siècles ; mais qu'on n'était pas parvenu à les rassembler, à les coordonner, de manière à pouvoir créer une méthode rationnelle pour le broiement et l'extraction des calculs vésicaux.

2° Que le docteur Gruithuisen n'est pas l'auteûr de cette méthode.

3° Que les prétentions qui ont été élevées en France, pour contester mes droits à cette découverte n'ont aucun fondement, et qu'elles disparaissent devant les faits que j'ai publiés et devant le rapport sur mes travaux fait à l'Académie des Sciences en 1824.

Les résultats que j'ai obtenus prouvent: 1° que l'application de ma méthode est en général peu douloureuse et exempte de danger dans les cas favorables.

2° Que l'opération est d'autant plus facile et la guérison plus prompte que l'existence de la pierre date de moins loin.

3° Que lorsque la maladie est ancienne, la pierre volumineuse, ou qu'il y en a plusieurs, et même lorsqu'il existe des altérations organiques, la lithotritie peut souvent être appliquée avec succès. Quand elle ne peut être employée, il est démontré que les essais que l'on a faits ne compromettent en aucune manière le succès de la cystotomie.

4° Que la plupart des obstacles que l'on avait dit devoir s'opposer au broiement de la pierre n'existent pas. Quant au danger de pincer la vessie, et à la crainte de casser l'instrument, de laisser des fragmens de pierre, sur lesquels on a insisté le plus, ma pratique a prouvé qu'ils étaient imaginaires.

5° Que l'importance de cette découverte chirurgicale, toute française, est prouvée par des faits nombreux et authentiquement constatés.

L'Académie royale des sciences, après deux ans d'examen, m'a accordé, en 1826, un prix d'encouragement, et en 1827, elle m'a décerné le grand prix de chirurgie, fondé par feu le baron de Montyon pour le perfectionnement le plus utile dans l'art de guérir.

Je vous ferai connaître plus tard les résultats que j'ai obtenus par l'application de ma méthode depuis que mon Traité sur la lithotritie a paru.

J'ai l'honneur d'être avec la plus haute considération,

Monsieur,

Votre très-humble *serviteur*,

CIVIALE, D. M. P.

EXPLICATION DES FIGURES.

—

Figure première. Tire-balle d'André de la Croix.

Figures 2, 3 et 4. Les différentes pièces qui le composent.

Figure 5. Tire-balle d'Alphonse Ferri. J'ai donné le desssin le plus généralement connu de ce tire-balle, mais il diffère beaucoup de celui que l'on trouve dans l'ouvrage de l'auteur, imprimé à Lyon, en 1553.

Figure 6. Le même, les branches étant écartées.

Figure 7. Tarière d'Ambroise Paré pour perforer les calculs dans l'urètre.

Figures 8 et 9. Les deux pièces qui forment cet instrument.

Figure 10. Pince de Fabrice de Hilden, pour l'extraction des calculs dans l'urètre.

Figures 11, 12, 13 et 14. Gaîne, pince, écrou de rappel, pointe d'arrêt constituant cet instrument.

Figures 15 et 16. Pince de Daniel Episcope pour l'extraction des calculs placés derrière la première courbure de l'urètre.

Figures 17, 18 et 19. Instrument de Sanctorius pour l'extraction des calculs de l'urètre et de la vessie.

FIGURE 20. Pince proposée par M. Ast. Cooper, pour extraire les petits calculs vésicaux.

FIGURE 21. Quadruple vésical de Franco.

FIGURE 22. Tube au moyen duquel le docteur Gruithuisen proposait de faire les irrigations sur la pierre. Le prolongement que l'on remarque à son extrémité était destiné à tenir la pierre éloignée du tube.

FIGURE 23. Grosse canule métallique avec un conducteur qui en rend l'extrémité conoïde, et en facilite l'introduction dans la vessie ; ce conducteur est terminé par un anneau. L'auteur avait adopté ce moyen pour faire mouvoir ses instrumens.

FIGURE 24. Sonde de plus de trois lignes, que M. Gruithuisen proposait pour les jeunes sujets.

FIGURE 25. Autre canule dans laquelle on voit une espèce de couronne de trépan dont la tige traverse plusieurs plaques métalliques placées dans la canule, et qui empêchent la tige de vaciller. Une poulie est fixée sur l'extrémité de cette tige.

FIGURE 26. Extrémité d'une canule avec un fer de lance pour perforer la pierre, et une anse de fil pour la fixer.

FIGULE 27. Extrémité d'une canule avec un coupe-pierre ; la face interne de chaque branche présente un tranchant.

FIGURE 28. Crochet pour l'extraction des bougies placées dans l'urètre.

FIGURE 29. Crochet brise-pierre, au moyen duquel l'auteur croyait pouvoir saisir les fragmens de la pierre, et les écraser entre le crochet et l'extrémité de la canule.

FIGURE 30. Deux conducteurs isolés pour l'emploi du galvanisme.

FIGURES 31 et 32. Le premier instrument proposé par M. Leroy pour saisir et fixer la pierre dans la vessie.

FIGURE 33. Fraise double.

FIGURE 34. Lime double.

FIGURE 35. Lime simple.

FIGURE 36. Autre lime double.

FIGURE 37. Brise-pierre proposé par M. Amussat.

FIGURE 38 et 39. Pince à branches élastiques adoptées par M. Leroy.

FIGURE. 40. *Tour-en-l'air* auquel M. Leroy a donné le nom de *chevalet*, avec un perforateur cylindrique.

FIGURE 41. Manivelle simple qui se trouve représentée dans l'ouvrage d'André de la Croix, et que M. Leroy a reproduite dans le sien avec exactitude.

J'ai cru qu'il était inutile de donner ici les dessins de mon appareil instrumental. Il se trouve dans les planches qui font partie de mon Traité sur la lithotritie.

FIN.

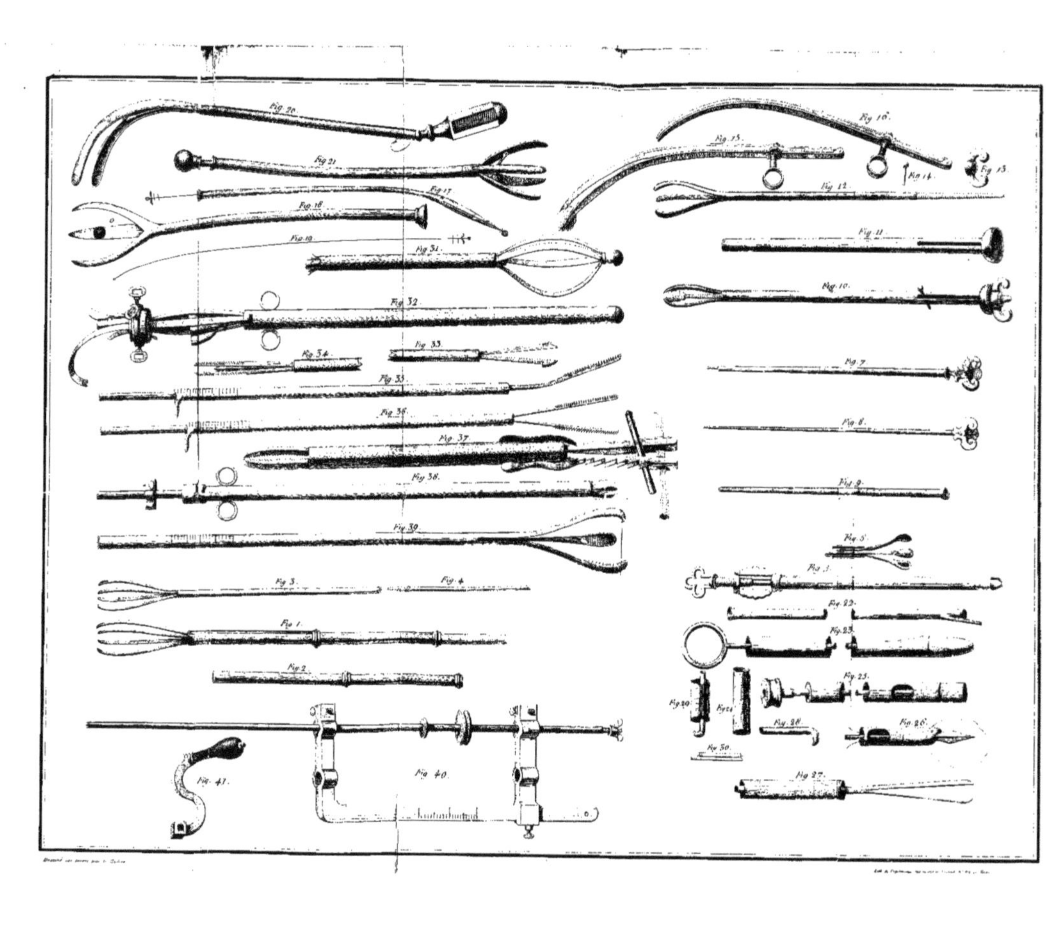
Fig. 20.
Fig. 21.
Fig. 17.
Fig. 18.
Fig. 19.
Fig. 31.
Fig. 32.
Fig. 34.
Fig. 33.
Fig. 35.
Fig. 36.
Fig. 37.
Fig. 38.
Fig. 39.
Fig. 3.
Fig. 4.
Fig. 1.
Fig. 2.
Fig. 41.
Fig. 40.
Fig. 16.
Fig. 15.
Fig. 14.
Fig. 13.
Fig. 12.
Fig. 11.
Fig. 10.
Fig. 7.
Fig. 8.
Fig. 9.
Fig. 5.
Fig. 22.
Fig. 23.
Fig. 25.
Fig. 24.
Fig. 28.
Fig. 26.
Fig. 30.
Fig. 27.

www.ingramcontent.com/pod-product-compliance
Ingram Content Group UK Ltd.
Pitfield, Milton Keynes, MK11 3LW, UK
UKHW021126260726
13994UKWH00002B/993